医師の「できたらいいな」を叶える！ChatGPT仕事革命

臨床医にして生成AIのプロに学ぶ
指先一つで
日常のコストを下げて
質を上げる
一歩進んだ活用術

白石達也
東日本橋内科クリニック
Ubie株式会社

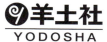

【注意事項】本書の情報について ─────────────

　本書に記載されている内容は，発行時点における最新の情報に基づき，正確を期するよう，執筆者，監修・編者ならびに出版社はそれぞれ最善の努力を払っております．しかし科学・医学・医療の進歩により，定義や概念，技術の操作方法や診療の方針が変更となり，本書をご使用になる時点においては記載された内容が正確かつ完全ではなくなる場合がございます．また，本書に記載されている企業名や商品名，URL等の情報が予告なく変更される場合もございますのでご了承ください．

❖ **本書関連情報のメール通知サービスをご利用ください**

　メール通知サービスにご登録いただいた方には，本書に関する下記情報をメールにてお知らせいたしますので，ご登録ください．

- ・本書発行後の更新情報や修正情報（正誤表情報）
- ・本書の改訂情報
- ・本書に関連した書籍やコンテンツ，セミナーなどに関する情報

※ご登録の際は，羊土社会員のログイン/新規登録が必要です

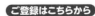

はじめに

「ChatGPT って、名前は聞いたことあるけど、医療現場でどう使えばいいのか、正直困っている…」

もしあなたがそう感じているなら、この本はまさにあなたのために書かれました。

2023 年、ChatGPT の登場は、私たちの生活に大きな変化をもたらしました。AI が生成する文章やアイデアは、まるで優秀なアシスタントが隣にいるかのよう。しかし、医療現場でその可能性を最大限に引き出すには、ちょっとしたコツが必要です。

本書は、京都大学医学部を卒業後、臨床現場での実践を経て、AI を活用した医療サービス開発に携わってきた著者が、自身の経験と知識を詰め込んだ一冊です。医師の皆さんにとって、日々の診療で直面する課題を解決する強力な武器となるでしょう。

本書では、ChatGPT の基本的な使い方から、医療現場での実践的な活用方法まで、幅広く解説します。

「プロンプト」の基本：ChatGPT に的確な指示を出すためのコツを伝授します。

診療での活用：問診、患者説明、論文検索、医療文書作成など、具体的な場面での活用例を紹介します。

最新の AI ツール：ChatGPT だけでなく、Claude や Gemini といった他の生成 AI ツール、NotebookLM など、医療現場で役立つ最新の AI ツールも紹介します。

業務効率化：待機表や勤務表の作成、抄読会の準備、スライド作成など、業務効率化に役立つ活用法を解説します。

分野を超えた発想：ChatGPT を使い、英語学習や悩み相談、動画の要約など、医療以外の分野での活用法も紹介します。

倫理的な配慮：個人情報の取り扱いや薬機法など、AI を使う上で注意すべき点も解説します。

本書は、単なる ChatGPT の解説書ではありません。AI を「道具」として使いこなし、医療の質を向上させ、より創造的な医療者になるためのガイドブックです。

「自分＋AI ≧ AI」

この言葉が示すように、AI は決して私たちを脅かす存在ではありません。AI を使いこなすことで、私たちはより高度な医療を提供できるようになります。

さあ、あなたもこの本を手に取り、AI との新しい医療の形を一緒に探求してみませんか？

この本が、皆様の医療現場での AI 活用の一助となることを願っています。

2024 年 12 月

東日本橋内科クリニック／Ubie 株式会社

白石達也

医師の「できたらいいな」を叶える！
ChatGPT 仕事革命
臨床医にして生成AIのプロに学ぶ
指先一つで日常のコストを下げて 質を上げる **一歩進んだ活用術**

CONTENTS

◆ **はじめに** ································· 3

第1章　プロローグ

1 ChatGPT の出現と変化 ····························· 8

2 「ChatGPT ×医療」の可能性
なぜ今、生成AIを学ぶべきなのか？ ····················· 12

3 ChatGPT の成り立ち ····························· 20

第2章　ChatGPT の基本と原則

1 アカウント作成から使用までの流れ ················· 24

2 ChatGPT の基本的な使い方 ····················· 35

3 ChatGPT を使ってみて
得意なこと、苦手なことを実感しよう ················· 38

4 プロンプトの基本について ····················· 49

5 プロンプトの質をさらに高める ················· 60

6 ChatGPT の Advanced Data Analysis について ····· 68

7 GPTs とは？どんなことができる？ ················· 74

8 おすすめ GPTs ································· 94

9 ChatGPT を使ううえでの
注意点・規約・日本の法律の確認 ················· 101

10 病院でChatGPTを使うには？ 105

11 LINEでお手軽にChatGPTを試す 108

12 ChatGPT以外の生成AI：Claude 112

13 ChatGPT以外の生成AI：Gemini 120

第3章 医療現場に活かす

1 手持ちの資料検索を加速するNotebookLM 129

2 難しい病気の説明をAIと考えてみる 138

3 日本語が話せない患者とのコミュニケーション
ChatGPTの活用法 147

4 診療にChatGPTを活かすには 157

5 待機表・勤務表を作ってもらう
ChatGPT、Claude 161

6 医療現場で使われている生成AIサービスの例 171

第4章 自己学習に活かす

1 ChatGPTは実際どのくらい賢いのか？ 174

2 英語学習への利用 184

3 悩みをきいてもらう 187

4 ChatGPTに動画要約をしてもらおう 193

第5章 文献調査、学会発表に活かす

1 抄読会の準備、スライドの作成、レビュー 201

2 生成AIを使った論文検索ツール 211

3 論文理解を早める 222

4 学会発表にChatGPTを役立てる 226

第6章　AI時代の医療者を目指して

1 ChatGPTを通じてPythonを使う 231

2 GoogleスプレッドシートでChatGPTを使えるようにしよう 238

3 先行研究調査を簡単に行おう① 246

4 先行研究調査を簡単に行おう② 255

5 最新の論文のチェックをGAS × ChatGPTで自動化しよう 258

6 オリジナルのAI LINE botを作ってみる 268

7 無料×オフラインで使える生成AIを試してみよう
Llama 289

おわりに

これからの医療の形 298

◆ 索引 299

◆ 著者プロフィール 301

Webダウンロードのご案内

本書に登場する一部の**プロンプト・プログラミングコード・掲載Webサイトの一覧**が入手できます

❶ **羊土社HP**（www.yodosha.co.jp/）にアクセス（URL入力または「羊土社」で検索）

❷ トップページ右上の**書籍・雑誌付録特典**（スマートフォンの場合は**付録特典**）をクリック

❸ **コード入力欄**に下記をご入力ください

コード： ytt - quol - hior

❹ 本書特典ページへのリンクが表示されます

※ご利用には羊土社会員の登録が必要です．ご登録いただきますと，2回目以降のご利用の際はコード入力は不要です
※羊土社会員の詳細につきましては，羊土社HPをご覧ください
※付録特典サービスは，予告なく休止・中止することがございます．本サービスの提供情報は羊土社HPをご参照ください

医師の
「できたらいいな」を叶える!

ChatGPT
仕事革命

臨床医 にして 生成AIのプロ に学ぶ
指先一つで
日常のコストを下げて質を上げる
一歩進んだ活用術

第1章　プロローグ

1　ChatGPTの出現と変化

はじめに

　近年、人工知能（AI）技術の急速な進歩により、私たちの生活や仕事のあり方が大きく変わりつつあります。そのなかでも特に注目を集めているのが、OpenAI社が開発したChatGPTです。本項では、ChatGPTの出現とその影響、そして社会にもたらした変化について詳しくみていきます。

1. ChatGPTの出現

　2022年11月30日に高性能なAIが搭載され、人間のように自然な会話ができるAIチャットサービス「ChatGPT」が公開されました。やりとりの自然さや、人間味を感じさせる応答から革新的なサービスとして注目を集め，SNSなどで大きな話題となりました。その後、2023年1月にはMicrosoft社が開発元のOpenAIに対して100億ドルを投資することが報じられ、また同月にユーザー数1億人を突破しました。

　2023年3月に最新のモデルGPT-4が発表され、さらに賢さが向上し、日本や米国の医師国家試験を通過するほどの能力を示し、多くの人々に衝撃を与えました。公開当初はチャットのみの機能でしたが、その後、画像や音声を判断する機能や、最新のWeb情報を参照して回答する能力の追加など、急速な進化を遂げています。

　こうしたChatGPTのような生成AI*の出現により、人間の働き方は大きく変わると

8　医師の「できたらいいな」を叶える！ChatGPT仕事革命

予測されています。マッキンゼー社のレポートによると、ほとんどすべての職種で大きな影響を受け、特に医療分野への影響が顕著であると予測されています。

＊生成AI：生成AI（または生成系AI）とは、「Generative AI：ジェネレーティブAI」とも呼ばれ、さまざまなコンテンツを生成できるAIのこと。データのパターンや関係を学習したものを元に、文章・画像・動画・音声などコンテンツを生成するAI。ChatGPTは、OpenAI社が開発した生成AIを用いたチャットサービス。

2. ChatGPTによる社会の変化

1）教育分野への影響

　生成AIの文章作成能力の向上により、大学のレポートを生成AIで書いて提出するということが起こっています。生成AIで書かれたレポートの判定ツールの登場（例：「生成AIチェッカー」，Webサイト1）や大学によるAI使用に関するガイドラインの策定がされるようになりました（例：Webサイト2）。

2）学術界への影響

　ChatGPTの登場直後から、AI自体に関する論文や、AIを使用して作成された論文が出現しています。A.O.トゥンストロームがGPT-3に指示をして論文の作成を試みた例では（Webサイト3）、論文の内容や質などの話はありますが、論文を書くことそのものは可能である、ということが証明されました。

　また、科学ジャーナルによる生成AI使用に関するガイドラインの策定がされています。Natureでは特定の状況下で科学論文や出版物に使用できるとしています。また、使用した場合は、その旨を適切に記載すべき」としています[1]。Scienceでは、「編集者の明示的な許可がない限り、AI、機械学習、または類似のアルゴリズムツールから生成されたテキストを科学ジャーナルに掲載する論文で使用してはならず、そのようなツールが生成した図、画像、グラフィックを添付してはならない」としています。

3）エンターテインメント分野での活用

　生成AIを使用したキャラクターやサービスが登場しています。日本では伊藤園が初めてAIタレントを起用しています（Webサイト4）。ほかにも生成AIをつかった対話サービスが出現しています。また人間だと思っていたSNSのアカウントが実はAIだったということも出てきています。ChatGPT出始めの頃には、AIによって作られた、若い女性のキャラクターがチャットしてくれるサービスで儲けている事業者もいたようです。

4) ビジネスにおける業務効率化

多くの企業が生成AIを導入し、業務効率化と労働時間削減を実現しています。

● パナソニック コネクト 生成AI導入1年の実績と今後の活用構想〜1年で労働時間を18.6万時間削減〜（Webサイト5）
● ファミリーマート 社内に生成AIを導入 関連業務時間を50%削減へ（Webサイト6）

5) 医療分野での活用

医療機関における退院サマリをはじめとする書類作成を生成AIによって効率化する事例が出てきています。

● 恵寿総合病院とUbie、生成AIを活用した「医師の働き方改革」の実証実験を実施。書類作成業務の時間を最大1/3まで軽減医師に加え看護師やタスクシフトの担い手である事務スタッフの業務効率化にも寄与（Webサイト7）

おわりに

ChatGPTをはじめとする生成AIの登場は、社会に大きな変革をもたらしています。その影響は多岐にわたり、私たちの生活や仕事のあり方を根本から変える可能性を秘めています。今後は、AIの能力を最大限に活用しつつ、人間の強みを生かした共存の道を探ることが重要になるでしょう。AIリテラシーの向上と倫理的な議論を重ねながら、よりよい未来の創造に向けて、社会全体で取り組んでいく必要があります。

文献

1) Bockting CL, et al：Living guidelines for generative AI – why scientists must oversee its use. Nature, 622：693-696, 2023（PMID：37857895）

掲載Webサイト

1) User Local：生成AIチェッカー
   https://ai-tool.userlocal.jp/ai_classifier（2024年12月閲覧）
2) 大阪経済法科大学：生成AIを利用したレポート課題等の作成における留意点と成績評価における取り扱いについて（学生向け）
   https://www.keiho-u.ac.jp/news/2023/20230705.html?id=926（2024年12月閲覧）

3）SCIENTIFIC AMERICAN：We Asked GPT-3 to Write an Academic Paper about Itself—Then We Tried to Get It Published
https://www.scientificamerican.com/article/we-asked-gpt-3-to-write-an-academic-paper-about-itself-mdash-then-we-tried-to-get-it-published/（2024年12月閲覧）

4）伊藤園：AIタレントを起用した「お〜いお茶 カテキン緑茶」のTV-CM第二弾！新作TV-CM「食事の脂肪をスルー」篇を、4月4日（木）より放映開始
https://www.itoen.co.jp/news/article/64855/（2024年12月閲覧）

5）パナソニックグループ：パナソニック コネクト 生成AI導入1年の実績と今後の活用構想
https://news.panasonic.com/jp/press/jn240625-1（2024年12月閲覧）

6）ファミリーマート：社内に生成AIを導入 関連業務時間を50％削減へ
https://www.family.co.jp/company/news_releases/2024/20240418_1.html（2024年12月閲覧）

7）PR TIMES：恵寿総合病院とUbie、生成AIを活用した「医師の働き方改革」の実証実験を実施（2024年1月30日）
https://prtimes.jp/main/html/rd/p/000000066.000048083.html（2024年12月閲覧）

第1章　プロローグ

2 「ChatGPT×医療」の可能性

なぜ今、生成AIを学ぶべきなのか？

はじめに

　医療技術の進歩とともに、医療従事者に求められる知識や技能は日々拡大しています。一方で、医療現場では慢性的な人手不足や業務の効率化が大きな課題となっています。このような状況下で、ChatGPTに代表される生成AIの登場は、医療分野に革新的な可能性をもたらしています。本項では、生成AIが医療にもたらす可能性と、医療従事者がAIを学ぶ重要性について記載します。

1. 我々医療者の現状

　元来医療従事者は、需要に対して不足しており、2024年の働き方改革における残業上限規制においても、一般労働者の上限が720時間/年であることに対し、通常の医師で960時間/年、条件を満たした医師であれば1,860時間/年が上限として許容されてしまうような状況です（過労死ラインはおおむね960時間/年）。一方で医療者の生き方や人生観は多様化しており、画一的に滅私奉公することを求めることができる時代ではなくなってきています。

　時間外労働に関する調査（図1）では、緊急や手術の対応に加え、書類仕事が時間外労働の原因となっています。書類仕事などで忙しい状態に加えて、医学知識はどんどん増え、勉強しないといけないことは山積みで、もはや1人の頭に知識を納めて取

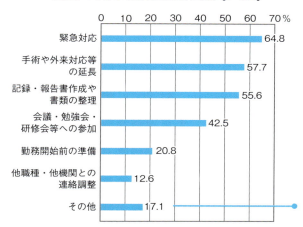

図1　平成27年度厚生労働省委託事業病院アンケート調査結果
Webサイト1より引用

り出して最適な医療を実践することは不可能な状態です。

そうしたなか、強力な力をもつ生成AIについて正しい知識をもち、自分の仕事や勉強に役立てることは今後の医師のスタンダードになっていくでしょう。

2. ChatGPTは医療の分野において優秀

ChatGPT、特にGPT-4以降は非常に性能が高く、一般的な大学入学試験や司法試験などを解かせると、非常に優秀（司法試験においては上位10％以内）な成績をおさめることがわかっています。そして、その性能は医学領域においても発揮されることがわかっています（図2）。医学知識の研鑽、診療業務、書類仕事など、ChatGPTにはポテンシャルがあり、これらの業務を大きく効率化できる可能性を秘めています。

1）GPT-4で日本医師国家試験合格レベル

2018年以降の6年分の日本医師国家試験について、日本語入力でGPT-4に解かせたところ、6回分すべて合格ラインを突破しました（表1、画像問題の入出力ができなかったため、画像問題については対象外）。

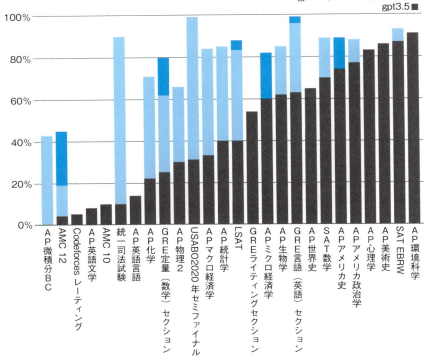

図2 GPT-4とGPT-3.5の試験結果
Webサイト2より引用．AMC：アメリカ数学コンテスト，USABO：全米生物学オリンピック，LSAT：法学適性試験，EBRW：証拠に基づく読解・筆記

　また、日本国の医療法にかかわる問題、計算問題、過去には正解であったが近年には誤りとされる医学知識（例：過換気症候群に対してのペーパーバッグ法）にかかわる問題などにおいて正答率が低くなっていました。
　また、2024年9月に発表された「o1 preview」というモデルでは、GPT-4の成績をさらに上回り、2024年の医師国家試験で98.2％の正答率となっています（図3）[2]。

2）GPT-4で米国の医師国家試験USMLE合格レベル

　アメリカの医師試験として使用されるUSMLEをGPT-4に解かせたところ、3段階の試験を突破し、合格点数を20点上回る点数を出しました[3]。
　また、こちらについても2024年9月に発表されたo1 previewでさらにGPT-4を上

表1 ChatGPTによる2018〜2023年までの医師免許試験の結果

モデル	2018			2019			2020			2021			2022			2023		
	Req.	Gen.	P.↓	Req.	Gen.	P.↓	Req.	Gen.	P.↓	Req.	Gen.	P.↓	Req.	Gen.	P.↓	Req.	Gen.	P.↓
ChatGPT	123	143	1	100	150	5	118	148	2	143	154	3	124	163	2	120	140	–
ChatGPT-EN	123	158	2	117	157	3	116	147	2	110	167	0	140	187	1	142	159	–
GPT-3	105	104	5	93	117	5	97	111	4	94	109	3	106	111	6	86	113	–
GPT-4	161	221	0	170	215	1	168	219	0	173	225	0	164	228	1	170	221	–
大多数の学生	196	276	0	196	274	0	195	276	0	200	277	0	195	287	0	–	–	–
トータル	200	299	33	200	296	40	197	299	26	200	300	26	197	297	26	200	295	–
合格点	160	208	3	160	209	3	158	217	3	160	209	3	157	214	3	160	220	–

文献1より引用

Req.：必修問題、Gen.：一般問題、P.：禁忌肢

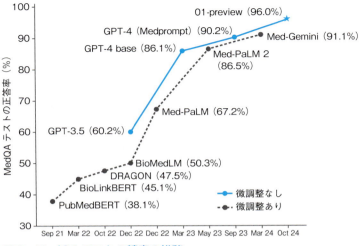

図3　MedQAテストの精度の推移
複数のモデルのMedQAにおける性能比較分析．
文献2より引用

回る成績を出せるようになっています。

3）医師よりも「患者が満足する回答」を作る力が高い可能性

　ソーシャルメディアフォーラム（Redditのr/AskDocs）での質問について、医師が作成した回答とChatGPTが作成した回答について、匿名化したうえで医療専門家チームにより評価したところ、質の面においても共感性においても、ChatGPTが作成した回答のほうが有意によい評価でした（図4）。

4）画像の解釈について、医師に匹敵する可能性

　NEJM Image Challengeの2021年11月～2023年10月に出題された、正解が1つに限られる画像症例問題200問以上を利用し、問題の正答率について、医学生、GPT-4V（画像認識機能つきのGPT-4）、Closed-book physician（書籍など外部知識を何も参照できない状態の医師）Open-book physician（書籍など外部知識をできる状態の医師）で比較した研究では、全体においてGPT-4Vは、医学生、Closed-book physicianを上回る正答率で、Open-book physicianとは有意差がありませんでした（図5）。またGPT-4VとOpen-book physicianいずれも間違えた問題は207問中3問のみであり、協同することで非常に高い正答率を達成できる可能性を示しました。

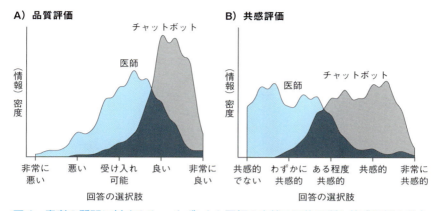

図4 患者の質問に対するチャットボットと医師の応答の平均品質と共感評価の分布
文献4より引用．カーネル密度プロットは、クラウド評価の原則を用いて3人の独立した有資格医療専門家の平均を示している。Aでは全体の品質指標を，Bでは全体の共感指標を示している

5）医療機関における業務効率化の可能性

恵寿総合病院とUbieが、生成AIを活用した「医師の働き方改革」の実証実験を実施したところ書類作成業務の時間を最大1/3まで軽減しました。医師に加え看護師やタスクシフトの担い手である事務スタッフの業務効率化にも寄与します（Webサイト3）。

まとめ

生成AIは、一般知識のみならず医学知識の面で非常に強力な成績をもつということが伝わりましたでしょうか。ここにあげたものはほんの一例で、各診療科の専門医試験において良好な成績を示す研究も散見されます。

また、ChatGPTはこれまでChatGPT-3.5からGPT-4、GPT-4o、OpenAI o1と進化をし、大きく性能を向上させています。これからももっと使いやすく性能が上がっていくことが予想されます。

「AIやITの力が医療に役立つ」ことは必定であり、これからは「どのように役立てていくのか」また「人間は何をやるべきなのか」を考える時代になっています。医療者自身のためにも、医療界全体のためにも、この優秀な生成AIを現場にいる人間がきちんと理解し、どう現場で使用していくのかをきちんと考えていかなければなりません。

図6は、診療における、患者の健康問題の発生〜治療・結果の流れを図示したもの

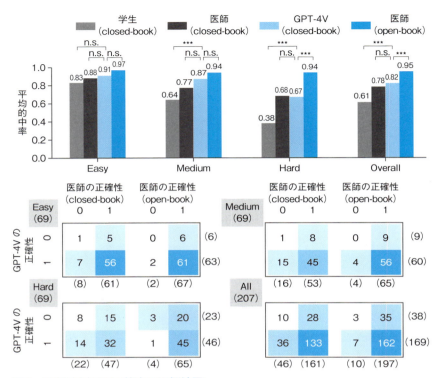

図5 画像症例問題回答率の評価結果
文献5より引用

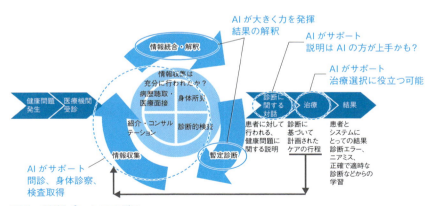

図6 診断プロセスの流れ
文献6、7を参考に作成

です。こうした図でどの部分がAIの力を借りるとよいのか整理してもよいでしょう。

文献

1) Kasai J, et al：Evaluating GPT-4 and ChatGPT on Japanese Medical Licensing Examinations. https://doi.org/10.48550/arXiv.2303.18027（2024年12月閲覧）

2) Nori H, et al：From Medprompt to o1: Exploration of Run-Time Strategies for Medical Challenge Problems and Beyond
https://arxiv.org/abs/2411.03590v1（2024年12月閲覧）

3) Nori H, et al：Capabilities of GPT-4 on Medical Challenge Problems.
https://www.microsoft.com/en-us/research/publication/capabilities-of-gpt-4-on-medical-challenge-problems/（2024年12月閲覧）

4) Ayers JW, et al：Comparing Physician and Artificial Intelligence Chatbot Responses to Patient Questions Posted to a Public Social Media Forum. JAMA Intern Med, 183：589-596, 2023（PMID：37115527）

5) Jin Q, et al：Hidden flaws behind expert-level accuracy of multimodal GPT-4 vision in medicine. NPJ Digit Med, 7：190, 2024（PMID：39043988）

6) 綿貫 聡：診断エラーとは何か？ 医療の質・安全学会誌, 13：38-41, 2018

7) Improving Diagnosis in Health Care（Balogh EP, et al, eds），National Academies Press, 2015

掲載Webサイト

1) いきいき働く医療機関サポートWeb：厚生労働省委託事業各種報告書（平成27年度厚生労働省委託事業 病院アンケート調査結果）
https://iryou-kinmukankyou.mhlw.go.jp/files/Attachment/66/３病院アンケート調査結果.pdf（2024年12月閲覧）

2) OpenAI：GPT-4（2023年3月）
https://openai.com/index/gpt-4-research/（2024年12月閲覧）

3) PR TIMES：恵寿総合病院とUbie、生成AIを活用した「医師の働き方改革」の実証実験を実施
https://prtimes.jp/main/html/rd/p/000000066.000048083.html（2024年12月閲覧）

第1章　プロローグ

3 ChatGPTの成り立ち

はじめに

　ChatGPTは、OpenAI社が開発してきた大規模言語モデル*「GPT」シリーズにチャット機能を搭載したものです。このGPTシリーズがどういった点で革新的なのかまとめます。

*大規模言語モデル：膨大な量のテキストデータを学習し、自然な文章の生成をしたり文章理解などに使用される。簡単にいうと生成AIのなかでテキストの生成にかかわるものを大規模言語モデルと言う。

　テキストの生成は、学習したデータから、どの言葉の次にどの言葉がどのくらいの確率でくるかを計算し、確率が高いものを出力していくものと考えると理解しやすいかもしれません（図1，実際は隣り合った言葉だけでなく、その隣や文脈など多くのことを計算しています）。

1. 技術的革新がもたらした飛躍

　ChatGPTの成功の背景には、いくつかの重要な技術的革新があります。

1）Transformerの登場

　2017年、機械学習の分野でTransformerというアーキテクチャ論理構造が発表されました。簡潔に説明すると、この技術によりAIは以下の能力が向上しました。

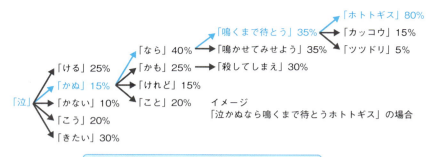

図1　大規模言語モデル「GPT」シリーズは確率から文書を作り上げている

- 文章全体を一度に認識すること
- 文中の重要な要素（例：「彼はリンゴを食べた」における「彼」「リンゴ」「食べた」）に注目すること
- 文脈を理解すること

2) スケール則の発見

前述のTransformerに関して、データ量、パラメータ数、計算量を増やすほど性能が向上する（スケール則）ことが判明したのです。これは、それまでの「機械学習モデルはシンプルなほど性能が高くなる」という通説を覆す発見でした[1, 2]。

さらに、これらに加えて、推論させる時間を長くすれば性能が向上するということが発見され、2024年9月に推論時間を強化したo1 preview、o1-miniというモデルが登場しました。

3) GPUの高性能化

Transformerアーキテクチャやスケール則の発展により、より高性能なAIの実現には膨大な計算量が必要となりました。そのため、GPU（画像処理装置）には高度な処理能力が求められるようになりました。GPUの性能向上がこの要求に応えたことで、ChatGPTのような高性能AIは単なる理論上の概念ではなく、実用化された技術として私たちの前に現れることができたのです。

2. 人間の意図に沿った応答ができるように学習

それまでのAIの大きな問題に、信頼性の低いテキストや、有害なテキストを生成する恐れがあるというものがありました（例：2016年のAIチャットボット「Tay」は差別的な発言などを行うことがありサービス開始16時間後に停止されました）。

ChatGPTでは、人間にとって、安心で信頼できるようなやりとりができるように学習するプロセスがあり、これによって信頼性が低く、有害なテキストが出力されてしまう、というAIの問題を大きく解決しています。

1）人間が適切と思うデータによる学習

最初に、質問と人間が適切と感じる回答のセットを学習させています。この場合の適切と感じるとは、質問への回答として正しいか、返事として心地がいいか、不適切なことをいっていないか、などの観点になります。

2）人間のフィードバックを活用し、報酬予測モデルを獲得

1）を元に、ChatGPTが質問に対して複数パターンの回答を出力し、これに人間がどれが適切であったかを教えます。回答の出力と、それに対しての人間のラベル付けにより、どのような回答をすると評価がよいのかということを判定するための報酬予測モデルができあがります。

3）改善の練習

改めて、1）で作られたモデルに色々な回答をさせ、この出力を2）で作られた報酬予測モデルを用いて評価し、フィードバックをモデルに与えることで、人間にとって満足度の高い出力をするモデルができあがります。この評価し、フィードバックを与えてトレーニングすることを強化学習といいます。（Webサイト1）。

まとめ

ChatGPTは、大規模言語モデルという、学習したデータに基づいて言語を生成したり解釈したりするものに技術的な革新があり、人間が驚く、納得するレベルになっています。また、単に性能が高くなるだけでなく、これまでAIで問題視されてきた安全

面についても一定以上満足できるレベルになったことは非常に重要です。

文献

1） Kaplan J, et al：Scaling Laws for Neural Language Models.
https://arxiv.org/abs/2001.08361（2024年12月閲覧）

2） Henighan T, et al：Scaling Laws for Autoregressive Generative Modeling.
https://arxiv.org/abs/2010.14701（2024年12月閲覧）

掲載Webサイト

1） OpenAI：Aligning language models to follow instructions（2022年1月27日）
https://openai.com/index/instruction-following/（2024年12月閲覧）

第2章　ChatGPTの基本と原則

1

アカウント作成から
使用までの流れ

はじめに

　ChatGPTは、PC・スマートフォン（スマホ）いずれでも利用可能です。PC版であれば会員登録なしでもChatGPT 4o-miniのみ使用可能です。会員登録すれば、PC・スマホいずれでもChatGPT 4o-miniより賢い、ChatGPT 4oを使用することが可能です。ただし、より賢いo1-mini、o1、o1 pro modeについては、有料会員に利用は限定されています。

1. スマホで使用開始する

1) ChatGPTアプリをダウンロードする

　以下のQRコードを読み込んでダウンロードする、あるいはGooglePlayやAppleStoreで「ChatGPT」で検索し、「OpenAI」社が提供しているアプリをダウンロードします。なお検索する際は、ChatGPTのように見えても全く違うアプリが複数あるため、「OpenAI」社が提供しているか、名前がおかしくないかなど注意が必要です。

　Androidの場合、「Googleで続行」「メールでサインアップ」「ログイン」が表示されます。iPhone/iPadの場合、「Appleで続ける」「Googleで続ける」「メールアドレスでサインアップ」「ログイン」が表示されます。

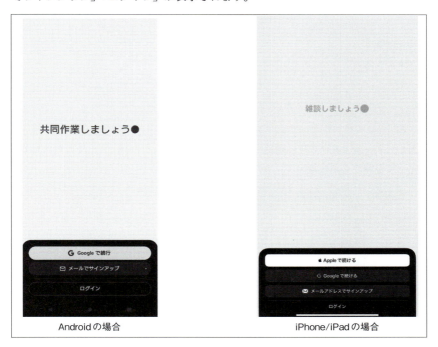

2）アカウントを作成する

　メールアドレスで作成する、あるいはGoogle / Microsoft / Appleアカウントで登録することでアカウントが作成できます。

・メールアドレスで作成する

第2章-1　アカウント作成から使用までの流れ　　25

「メールアドレスでサインアップ」を押します。遷移したページの「メールアドレス」に登録するアドレスを入力し、「続ける」を押します。登録したいパスワードを「パスワード」という欄に入力して「続ける」を押します。

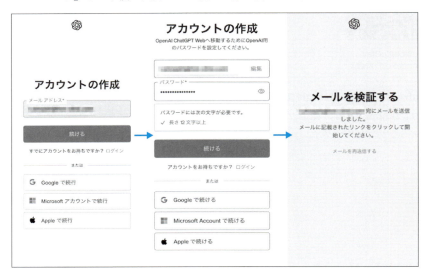

入力したメールアドレス宛に確認用のメールが送信されるので、メールアドレスに届いたメールを開き「メールアドレスの確認」を押します。

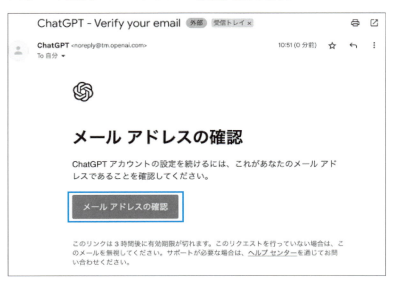

その後、名前と生年月日を聞かれるので入力し、続けるを押して、メールアドレスによるアカウント作成は完了です。

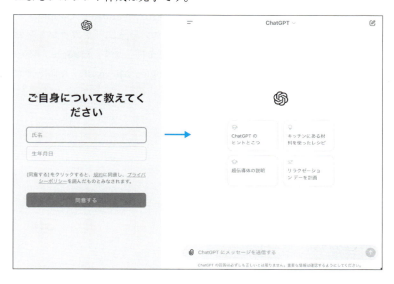

・Google / Microsoft / Appleアカウントで登録する

　「Appleで続ける」あるいは「Googleで続ける」を押して、それぞれのアカウント
でログインをすることで完了します。Microsoftアカウントや、androidでappleアカ
ウントでログインしたい場合は、最初に「ログイン」ボタンを押し、「アカウントをお
持ちではありませんか？ サインアップ」のサインアップを押します。Google / Mic-
rosoft / Appleアカウントいずれかで続行を選択し、Google / Microsoft / Appleアカ
ウントのログインをすることで完了します。

お帰りなさい

メール アドレス*

続ける

アカウントをお持ちではありませんか？ サインア
ップ

または

G　Google で続行

Microsoft アカウントで続行

Apple で続行

2. PCで使用開始する

1）ChatGPTのサイトにアクセスする

　Googleで「chatgpt」などで検索してOpenAI社のサイトにアクセスします。
ChatGPTのトップページのように見えるページがあるのでURLを確認しましょう。
例えば、2024年7月現在Google検索結果で「日本語｜ログイン」などででるものは、
OpenAI社のChatGPTのログインページではありません。

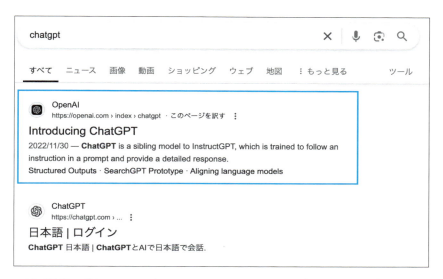

　以下①②いずれかのやり方で、https://chatgpt.com/（Webサイト1）にアクセスすることが勧められます。

①OpenAIのトップページ（Webサイト2）から「Start now」ボタンを押す

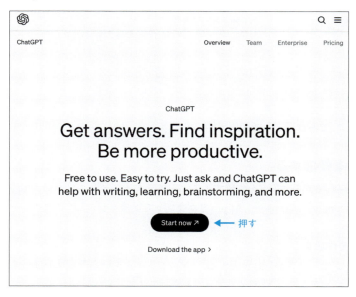

②https://chatgpt.com/ をブラウザのURL入力バーに直接入力する

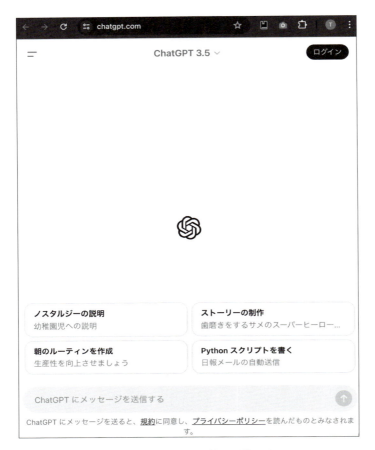

ChatGPT-4o-miniであればこれで使用可能です。

2) アカウントを作成する

　スマホと同様の流れでアカウントを作成することができます。メールアドレスで作成する、あるいはGoogle / Microsoft / Appleアカウントで登録することでアカウントが作成できます。

・**メールアドレスで作成する**

　ChatGPTのページで「ログイン」を押すと、「アカウントをお持ちではありませんか？ サインアップ」とでるので、「サインアップ」を押します。

　遷移したページの「メールアドレス」に登録するアドレスを入力し、「続ける」をクリック。登録したいパスワードを「パスワード」という欄に入力して「続ける」をク

表1　無料プランと有料プランの対比（2024年12月現在）

	無料版	Plus（有料版）	Pro（有料版）
利用料金（月額）	無料	20ドル	200ドル
利用可能モデル	GPT-4o-mini、GPT-4o	GPT-4o-mini、GPT-4、GPT-4o、OpenAI o1-preview、OpenAI o1-mini	GPT-4o-mini、GPT-4、GPT-4o、OpenAI o1-pre-view、OpenAI o1-mini、OpenAI o1、OpenAI o1
入力可能文字数（1トークン=1文字で計算）	8000	3万2000	12万8000
回答までのスピード	混雑状況により変動	高速	高速
GPTsの利用	○	○	○
GPTsの作成	×	○	○
画像の作成	○（制限あり）	○	○
動画の作成（Soraの使用）	×	○（制限あり）	○
WEB検索	○	○	○
高度な音声モード	○（制限あり）	○	○
新機能の先行使用	×	○	○
APIの利用	×	○	○

リック。

　入力したメールアドレス宛に確認用のメールが送信されるので、メールアドレスに届いたメールを開き「メールアドレスの確認」を押す。その後、名前と生年月日を聞かれるので入力し、続けるを押して、メールアドレスによるアカウント作成は完了です。

・Google / Microsoft / Apple アカウントで登録する

　「アカウントの作成」の画面で、Google / Microsoft / Apple アカウントいずれかで続行を選択し、Google / Microsoft / Apple アカウントのログインをすることで完了します。

3. 有料プラン（Plusプラン）のChatGPTを利用開始する

1）無料プランと有料プランの違いについて（表1）

2024年9月現在、無料プランと有料プラン、どちらも最新の汎用モデルである

GPT-4oの使用が可能です（GPT-4シリーズについてはざっくりとGPT-4o、GPT-4、GPT-4o-miniの順に性能が高いです）。

ただし、無料プランは1日3時間かつ限られた回数しかGPT-4oを使用できません。また有料プランは接続が優先されるため、混み合っているときにエラーが生じにくいほか、入力文字数が多いなどのメリットがあります。さらに無料プランでも、「ログインしない」状態だと4o-miniしか使えません。

なお、団体や会社で利用される場合向けに、Teamプラン、Enterpriseプランも選択可能です。また、2024年12月現在、推論や科学分野に特化した「o1」「o1-mini」「o1 pro mode」が発表されました。推論の時間をかけることで高度な科学に関する質問などへの精度が向上します。

2) GPTsについて

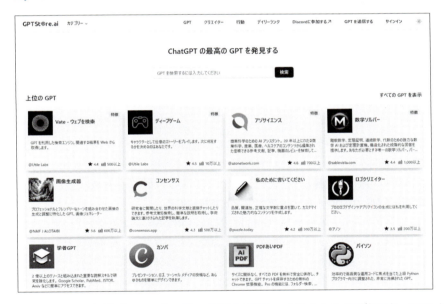

ChatGPTの無料プランでも、ChatGPTのGPTsへのアクセスが可能です。GPTsとは、過去にはプラグインと呼ばれており、ChatGPTをカスタマイズしてより使いやすくする機能です（**第2章-7**「GPTsとは？どんなことができる？」参照）。

従来は無料プランではアクセスできなかったGPTsについて、2024年5月13日のアップデートでアクセス可能となりました。GPTstore（GPTsをまとめており、インストールできるページ）にあるGPTsのなかには、無料でも利用できるGPTsがある可

能性があるため探してみてください。一方で、無料プランではGPTsの作成はできません。

また、アクセスできても多くのGPTsは使用不可なので、使用したい場合は有料プランへの切り替えを検討しましょう。

3）有料プラン開始の方法（2024年12月時点）

ChatGPTの画面左下の「プランをアップグレードする」を押し、「Plusにアップグレードする」を押します。クレジットカード情報を入力し「申し込む」をクリックします。すると、登録メールアドレス宛に認証番号が届きます。画面にも認証番号の入力欄が表示されるため、入力すればアップグレード完了です。

※2024年12月現在、支払い方法はクレジットカードのみ使用可能。

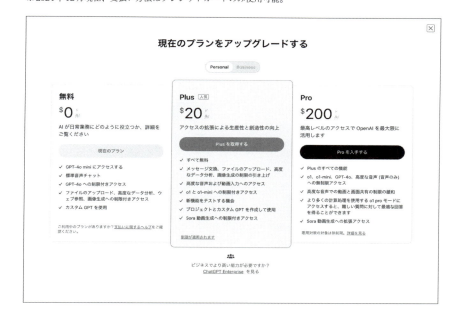

第2章-1　アカウント作成から使用までの流れ　　33

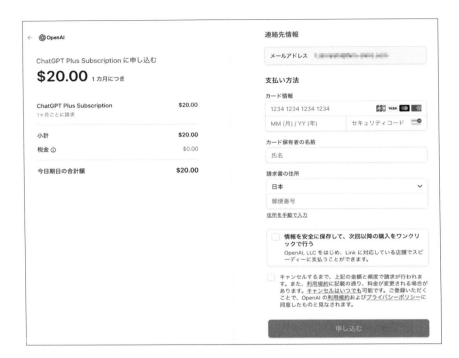

掲載Webサイト

1) ChatGPT
   https://chatgpt.com/ （2024年12月閲覧）

2) OpenAI：ChatGPT
   https://openai.com/chatgpt/overview/ （2024年12月閲覧）

第2章　ChatGPTの基本と原則

2 ChatGPTの基本的な使い方

はじめに

　アカウント作成については「アカウント作成から使用までの流れ」（**第2章-1**参照）で説明しましたので、本項ではChatGPTの画面の見方、使い方の基本について説明します。

1. 基本画面の見方

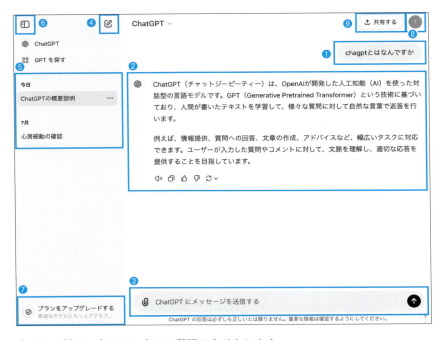

①**自分の質問**：自分が入力した質問が表示されます。
②**ChatGPTからの回答**：質問に対するChatGPTからの回答が表示されます。
③**質問の入力欄**：ChatGPTへの質問をこの欄に入力します。「Enter」キーを押すか、「↑」ボタンをクリックして送信します。左側のクリップボタンでファイルをアップロードできます。
④**新しいチャット**：クリックすると新しいチャットが開始されます。
⑤**チャットの履歴**：作成されたチャットの履歴が表示されます。3点リーダーでチャット名の変更やチャット自体の削除等ができます。
⑥**サイドバー非表示**：左側に表示されているサイドバーが非表示となります。
⑦**プランのアップグレード**：有料プランに加入する場合はここから行います。
⑧**ユーザーアカウント**：各種設定、マイGPTを選択できます。
⑨**チャットの共有**：チャットはURLで共有することができます。

2. 操作方法

基本的にはChatGPTの画面下部にある入力欄（③）に質問を入力し、送信ボタン「↑」をクリックするか、Enterキーを押して質問を送信します。追加で質問することも可能です。会話した内容を学習したうえで答えていくので、追加で質問することで回答の精度が上がることがあります。逆に、会話を切り替えたい・他のことを聞きたい場合には、新しいチャットを開始することがおすすめです。

また、回答（②）の下部分に、「音声読み上げボタン」「回答コピーボタン」「回答を再生成するボタン」がついているので、必要に応じて使用します。

一度送信した質問について、質問ボタンの左にある編集ボタンで編集して再送信することが可能です。

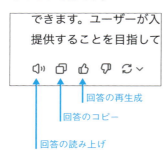

まとめ

ChatGPTの画面の見方や、基本的な使用方法について解説しました。ClaudeやGeminiといった他の生成AIについても、ボタンの配置が多少違うことはありますが、基本的な操作は同じです。また、入力データの学習については**第2章-9**「ChatGPTを使ううえでの注意点・規約・日本の法律の確認」の項目を参照し、データ学習しないなどの選択を設定するようにしましょう。

第2章　ChatGPTの基本と原則

3 ChatGPTを使ってみて 得意なこと、苦手なことを 実感しよう

はじめに

　実際に使ってみることでChatGPTはどのようなことが得意なのか、あるいはどのような限界があるのかを感じてみましょう。

1. 得意なこと

1）アイデアを出してもらう

　何か困りごとがあるときに、どのようにすればいいかなどのアイデアを、幅広く出してもらうことができます。アイデアが気に入らない場合には「追加でアイデアを考えてください」などを入力すると、人間と違って、疲れを知らないのでいくらでもアイデア出しをしてくれます。

プロンプト

どうしたら外科医を目指す研修医が増えるかアイデアを出してください

生成AIの出力

外科医を目指す研修医を増やすためには、以下のようなアイデアを検討することが考えられます。

1. 教育とトレーニングプログラムの強化

- **実践的な教育プログラム**：医学部や研修プログラムで、外科手技の実践的なトレーニングを増やす。シミュレーションやハンズオンワークショップを多く取り入れる。
- **メンターシップ制度**：経験豊富な外科医によるメンターシップ制度を導入し、研修医が実際の手術や手技を見学し、学べる機会を増やす。

2. キャリアパスの魅力化

- **報酬と福利厚生の改善**：外科医の報酬や労働条件を改善し、キャリアとしての魅力を高める。
- **キャリア発展のサポート**：外科医としてのキャリアパスを明確にし、長期的な発展の機会を提供する。

3. ワークライフバランスの改善

- **労働時間の調整**：外科医の過度な労働時間を見直し、ワークライフバランスを改善するための対策を講じる。
- **ストレス管理サポート**：心理的サポートやストレス管理プログラムを提供し、外科医のメンタルヘルスを支援する。

4. 外科の魅力を広める

- **成功事例の共有**：外科医の成功事例や魅力的なエピソードを共有し、外科医の仕事の魅力を広く伝える。
- **コミュニティの活性化**：外科医を目指す学生や研修医のコミュニティを作り、情報交換やサポートを促進する。

5. 多様な経験の提供

- **国際研修プログラム**：海外の病院やクリニックでの研修プログラムを提供し、異なる環境での外科手技を学ぶ機会を増やす。
- **多様な手術経験**：一般外科だけでなく、さまざまな専門分野の外科手術に触れる機会を提供する。

6. 技術の導入

- **最新技術のトレーニング**：ロボット手術や内視鏡手術など、最新技術に関するトレーニングを充実させる。
- **テクノロジーの活用**：VRやARを用いたシミュレーションで、よりリアルな手術体験を提供する。

これらの取り組みを組み合わせることで、外科医を目指す研修医の数を増やすことが可能です。重要なのは、研修医が外科の魅力を感じ、自分のキャリアとして選びやすい環境を整えることです。

プロンプト

私は循環器内科医です。臨床研究を行いたいと考えていますが、どのようなアイデアがあるでしょうか？

生成AIの出力

臨床研究のアイデアを検討する際には、現在の医療の課題や未解決の問題、患者ケアの改善に貢献できる分野を考慮することが重要です。循環器内科に関連するいくつかの研究アイデアを以下に示します。

1. 心不全の新しい治療法の評価

心不全患者に対する新しい薬剤や治療法（例：SGLT2阻害薬や新しい利尿薬など）の効果と安全性を評価する研究。

2. 心房細動の管理と予防

心房細動患者における抗凝固療法の効果、または新しいアブレーション技術の評価。生活習慣改善が心房細動の予防にどのように寄与するかを研究することも興味深いです。

3. 高血圧管理の最適化

家庭血圧測定と診療所での血圧測定の比較研究や、高血圧患者に対するライフスタイル介入の効果を調査する研究。

4. 冠動脈疾患の予防と管理

低リスクと高リスクの冠動脈疾患患者に対する予防戦略の比較研究。スタチンやPCSK9阻害薬などの新しい薬剤の有効性を評価することも可能です。

5. 脂質異常症の治療法の改善

異なる脂質異常症治療薬の比較研究や、特定の患者群における治療反応の違いを評価する研究。

6. 心筋梗塞後のリハビリテーション

心筋梗塞後のリハビリテーションプログラムの効果を評価する研究。リモートリハビリテーションの効果と伝統的なリハビリテーションの比較も興味深いです。

7. 高齢者の循環器疾患管理

高齢者に特化した心血管疾患管理の最適化を目指す研究。ポリファーマシーの影響や治療法の調整に焦点を当てることができます。

8. 心血管疾患と生活習慣の関連

運動、食事、睡眠などの生活習慣が心血管疾患の発症や進行にどのように影響するかを評価する研究。

9. 遺伝子と心血管疾患

遺伝的要因が心血管疾患に与える影響を調査し、個別化医療の可能性を探る研究。

10. AIと機械学習の応用

人工知能（AI）や機械学習を用いた心血管疾患の予測モデルの開発とその臨床応用の研究。
これらの研究アイデアは、最新の科学的知見や技術を応用することで、患者ケアの向上や新しい治療法の発見に貢献する可能性があります。また、研究を進める際には倫理的な配慮や適切

な研究デザインを考慮することが重要です。

2) メールや口コミの返信を考えてもらう

LINEなどでの親しい友人とのやりとりではあまり気を遣うことはないと思いますが、気を遣わなければいけない人とのやりとりをする際に、ChatGPTにどのように返せばいいかを聞くことで、楽に返事を作成することができます。作ってもらった文章を確認して、違和感のあるところだけ調整してすぐに完成となります。

> **プロンプト**
>
> 病院に以下のような口コミがつきました。どのような返信をするとよいでしょうか？「大変痛みを感じました。丁寧さに欠けます」

> **生成AIの出力**
>
> 以下のような返信が適切かと思います。
>
> ご来院いただきありがとうございました。この度は、痛みを感じられたとのことで、不快な思いをさせてしまい申し訳ございませんでした。当院では患者様に安心して治療を受けていただけるよう、丁寧な対応を心掛けておりますが、今回のご指摘を真摯に受け止め、改善に努めて参ります。今後ともどうぞよろしくお願い申し上げます。
>
> ポイントは以下の通りです：
>
> ◆ 謝罪 – 患者の不快な体験に対するお詫びの言葉を述べます。
> ◆ 共感 – 患者の気持ちに理解を示し、共感の意を伝えます。
> ◆ 改善の意思表示 – 今後の改善を約束し、具体的なアクションを示します。
> ◆ 感謝の意 – 来院してくれたことへの感謝の言葉を述べます。
> これにより、患者に対する誠意を示し、今後の信頼回復に繋がることを目指します。

3) 写真などマルチモーダルに解釈

ChatGPTはいろいろな画像を解釈することが可能です。精度やプロンプトを調整することで皮膚所見を解釈することもできる時代がくると考えられます。

> **プロンプト**
> こちらの絵について説明してください

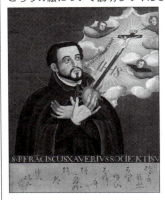

> **生成AIの出力**
>
> この絵画は、聖フランシスコ・ザビエルを描いたものです。聖フランシスコ・ザビエルは、イエズス会の宣教師で、日本にもキリスト教を広めるために訪れたことで知られています。
> 絵のなかの特徴として、フランシスコ・ザビエルは黒い修道服を着ており、手には燃える心臓を持っています。これは彼の強い信仰と情熱を象徴しています。また、彼の背後には十字架にかかったキリストが描かれており、その上にはラテン語で「IHS」と記されています。これはイエズス・キリストの名前の略語で、イエズス会のシンボルでもあります。さらに、周囲には天使が描かれています。
> 絵の下部には、ラテン語で「S. P. FRANCISCUS XAVERIUS SOCIETATIS JESU」と書かれており、「イエズス会の聖フランシスコ・ザビエル」という意味です。その下には日本語で書かれた文字が見えます。これは、ザビエルが日本での宣教活動を行ったことを示しています。
> この絵は、日本とキリスト教の歴史的なつながりを象徴する貴重な作品です。

4）Web上から検索して、該当情報を扱う

　ChatGPTでは、検索が必要か判断して、自動的にWeb検索を行い、適切なWebページから回答を返してくれます。特に人物など固有名詞について聞く場合などにWeb上の情報を参照するようになっています。

> **プロンプト**
> 2024年の循環器学会の開催情報についてWEB上から検索して教えてください

> **生成AIの出力**
>
> 4 件のサイトを検索しました
> "2024年 循環器学会 開催情報"
> bing.com
>
> Congre — 第88回日本循環器学会学術集会 The 88th Annual Scientific Meeting of the Japanese Circulation Society
> congre.co.jp
>
> 一般社団法人 日本循環器学会 — 学術集会・地方会 – 一般社団法人 日本循環器学会
> j-circ.or.jp
>
> Medical Review — 2024年 学会カレンダー | M-Review
> med.m-review.co.jp
> 2024年の第88回日本循環器学会学術集会は、3月8日（金）から3月10日（日）までの3日間、神戸コンベンションセンター（神戸ポートピアホテル、神戸国際展示場、神戸国際会議場）で開催されます。この学術集会は、循環器学に関する最新の研究成果や臨床経験を共有し、参加者同士の交流を深める重要な機会となります。
> また、今回のテーマは「未来につなげる循環器学 –循環器病克服への挑戦–」であり、次世代の循環器学を担う医師や研究者の発表の機会を重視しています。基調講演には、Stanford University School of MedicineのJoseph C. Wu先生や国立がん研究センターの中釜斉先生が招かれています。
> 詳細なプログラムや参加登録に関する情報は公式サイトで確認できます。

5) プログラミング学習の補助

　ChatGPTは、プログラミングのコードについても学習しています。コードを書いてもらうこともできますし、逆に書かれたコードについての解説をお願いすることもできます。これはどういうコードなのか、何が書かれているのか、ということを詳しい人に聞かなくてもChatGPTが返してくれます。

> **プロンプト**
>
> ```
> 以下のコードについて、素人にわかるように説明してください
> function Claude(prompt) {
>   const apiKey = 'YOUR-API-KEY';
>   const model = 'claude-3-sonnet-20240229';
>   const maxTokens = 1024;
>   const messages = [{ role: 'user', content: prompt }];
>
>   const url = 'https://api.anthropic.com/v1/messages';
>   const payload = {
>     model: model,
> ```

```
    max_tokens: maxTokens,
    messages: messages,
  };

  const options = {
    method: 'POST',
    headers: {
      'Content-Type': 'application/json',
      'x-api-key': apiKey,
      'anthropic-version': '2023-06-01',
    },
    payload: JSON.stringify(payload),
  };

  let json;
  try {
    const response = UrlFetchApp.fetch(url, options);
    const responseText = response.getContentText();
    json = JSON.parse(responseText);
    console.log(json);
    console.log(json.content[0].text);
  } catch (error) {
    console.log('Error:', error);
    return 'error';
  }

  return json && json.content && json.content[0] && json.content[0].text
    ? json.content[0].text.trim()
    : '';
}
```

生成AIの出力

このコードは、指定されたプロンプト（入力文）を使ってAIモデル「Claude」に問い合わせを行い、その結果を取得するための関数です。素人にもわかるように、このコードを以下のポイントに分けて説明します。

関数の概要

関数名は Claude で、引数として prompt を受け取ります。prompt はユーザーが入力する質問や文章です。この関数は、APIを使ってAIモデルに問い合わせを行い、その応答を取得して返します。

各部分の説明

APIキーの設定

javascript

コードをコピーする
```javascript
const apiKey = 'YOUR-API-KEY';
```
1.
○ここではAPIキーを設定します。APIキーは外部サービスにアクセスするためのパスワードのようなものです。

モデルの設定
javascript
コードをコピーする
```javascript
const model = 'claude-3-sonnet-20240229';
```
2.
○使用するAIモデルの名前を設定しています。この場合、claude-3-sonnet-20240229 という名前のモデルです。

最大トークン数の設定
javascript
コードをコピーする
```javascript
const maxTokens = 1024;
```
3.
○応答の最大トークン数（単語数のようなもの）を設定します。ここでは最大1024トークンまで返すようにしています。

メッセージの設定
javascript
コードをコピーする
```javascript
const messages = [{ role: 'user', content: prompt }];
```
4.
○AIに送るメッセージを設定しています。ここではユーザーからのプロンプトをそのまま送ります。

APIのURLとペイロードの設定
javascript
コードをコピーする
```javascript
const url = 'https://api.anthropic.com/v1/messages';
const payload = {
  model: model,
  max_tokens: maxTokens,
  messages: messages,
};
```
5.
○AIモデルにメッセージを送信するためのURLと、送信するデータ（ペイロード）を設定します。ペイロードにはモデル名、最大トークン数、メッセージが含まれます。

リクエストオプションの設定
javascript
コードをコピーする
```javascript
const options = {
  method: 'POST',
  headers: {
    'Content-Type': 'application/json',
```

第2章-3 ChatGPTを使ってみて得意なこと、苦手なことを実感しよう　45

```
    'x-api-key': apiKey,
    'anthropic-version': '2023-06-01',
  },
  payload: JSON.stringify(payload),
};
```
6.
○ API リクエストのオプションを設定します。ここでは POST メソッドを使用し、ヘッダーにコ
　ンテンツタイプや API キーを含めています。ペイロードは JSON 形式で送信します。

API リクエストの送信と応答の処理

javascript
コードをコピーする
```
let json;
try {
  const response = UrlFetchApp.fetch(url, options);
  const responseText = response.getContentText();
  json = JSON.parse(responseText);
  console.log(json);
  console.log(json.content[0].text);
} catch (error) {
  console.log('Error:', error);
  return 'error';
}
```
7.
○ UrlFetchApp.fetch を使って API リクエストを送信し、応答を受け取ります。応答はテキ
　スト形式で取得し、JSON 形式に変換して処理します。エラーが発生した場合はエラーメッ
　セージを表示して 'error' を返します。

応答の返却

javascript
コードをコピーする
```
return json && json.content && json.content[0] && json.content[0].text
  ? json.content[0].text.trim()
  : '';
```
8.
○取得した応答からテキストを取り出し、余分な空白を削除して返します。もし応答がない場
　合は空の文字列を返します。

まとめ

この関数 Claude は、ユーザーが入力したプロンプトを AI モデルに送信し、その応答を取得
して返します。API キーやモデル名、メッセージなどを設定し、API リクエストを送信して応
答を処理します。エラーが発生した場合にはエラーメッセージを表示します。

2. 苦手なこと

ChatGPTを使用するにあたって気をつけないといけない点があります。これらについても実際に使ってみて感じてみましょう。

1）あくまで「それらしい文章を作る」ものである

本質的にChatGPTは、単語や文字のつながりから、「それらしい文章を作る」もので、実際の事実と異なる記述が混ざり込むことがあります。これを**ハルシネーション**といいます。

最近は、「わからないときには無理に答えない」「Webで検索をしてから答える」ことになってきているためかなり減ってきてはいますが、生成AIから出力された内容は自分でも必ず確認するようにしましょう。

以下では、Japanese Chief Residents Association（JACRA：全国の研修指定病院のチーフレジデントをサポートする団体）についての記載をお願いしたところ、日本アーユルヴェーダ臨床研究会という存在するかどうかわからない協会に関する記述が返ってきました。

プロンプト

JACRAについて教えて

生成AIの出力

JACRA（*Japan Association for Clinical Research on Ayurveda*、日本アーユルヴェーダ臨床研究会）は、アーユルヴェーダに関する研究、教育、普及を目的とした日本の団体です。アーユルヴェーダはインド発祥の伝統医学で、数千年の歴史をもち、自然治癒力を高め、体と心のバランスを取ることを重視しています。

JACRAは、以下のような活動を通じてアーユルヴェーダの知識と実践を促進しています：

1. **臨床研究**：アーユルヴェーダの有効性を科学的に検証するための研究を行い、その成果を医療現場での応用に役立てています。
2. **教育と啓発**：医療従事者や一般の人々に対してアーユルヴェーダの基本知識や応用法についての教育を行い、セミナーや講座、ワークショップなどを開催しています。
3. **国際交流**：インドなど、アーユルヴェーダの本場との交流を深め、最新の研究や実践に関する情報を取り入れ、日本の臨床現場や日常生活に役立てる取り組みをしています。
4. **出版活動**：アーユルヴェーダに関する書籍や研究論文の発表を通じて、知識の普及に貢献しています。

JACRAの活動は、現代医療の補完療法としてのアーユルヴェーダの普及と、日本における健康維持や病気予防に役立つ方法を探求する重要な役割を果たしています。

もしもっと詳しい情報が必要であれば、JACRAのウェブサイトやアーユルヴェーダ関連のリソースを参照することをお勧めします。

2) 日本の常識と合わない回答が返ってくる

ChatGPTを作るに当たって、多くのデータが学習に使われていますが、そのデータの多くは日本語ではなく、英語圏のデータになります。なので、時に「これは日本の常識と違う」と感じるような回答が返ってくることがあります。以下の例では、有名な医師を聞いたところ、海外の医師ばかりが列挙されるという結果になりました。

また、ほかの例ですと、結婚式などの挨拶の文を作成すると、日本人にしては陽気すぎる挨拶文が作られることがあります。医療分野では、日本の医療法のことや、日本のルールについては、不明確な回答が返ってくることがあります。

プロンプト

著名な医師の例を10人ほどあげてください

生成AIの出力

著名な医師として以下の10人を挙げます：
1. **ヒポクラテス**（Hippocrates）- 西洋医学の父とされ、古代ギリシャで医学の基礎を築いた。
2. **ガレノス**（Galen）- ローマ帝国時代の医師で、解剖学や生理学の重要な知見を多く残した。
3. **ウィリアム・ハーヴェイ**（William Harvey）- 血液循環のメカニズムを発見し、現代生理学の基礎を築いた。
4. **エドワード・ジェンナー**（Edward Jenner）- 天然痘ワクチンを開発し、予防接種の父と呼ばれる。
5. **ルイ・パスツール**（Louis Pasteur）- 微生物学とワクチン開発に貢献し、狂犬病ワクチンなどを発明。
6. **ロベルト・コッホ**（Robert Koch）- 結核菌の発見者で、細菌学の発展に大きく寄与。
7. **ジョゼフ・リスター**（Joseph Lister）- 外科手術の無菌技術を確立し、現代外科学の発展を支えた。
8. **フローレンス・ナイチンゲール**（Florence Nightingale）- 看護学を確立した功績を持ち、衛生管理の重要性を示した。
9. **シグムント・フロイト**（Sigmund Freud）- 精神分析学を創始し、精神医学に多大な影響を与えた。
10. **クリスチャン・バーナード**（Christiaan Barnard）- 世界初の心臓移植手術を成功させた南アフリカの心臓外科医。

これらの医師たちは、医学の進展に大きな影響を与え、それぞれの分野で革新的な貢献をしました。

第2章　ChatGPTの基本と原則

4 | プロンプトの基本について

はじめに

　ChatGPTなどに指示する文章のことを「プロンプト」といいます。ChatGPTと何気なく会話を楽しむ分にはそこまで気にしなくてもいいかもしれませんが、ChatGPTにもっとよい回答をしてほしい、という場合にはこのプロンプトを気にする必要があります。このプロンプトを工夫することを**プロンプトエンジニアリング**といいます。

こんにちわ！元気ですか？

↑ プロンプト

こんにちわ！元気ですよ！おかげさまで。あなたはどうですか？

1. 基本的なプロンプトの工夫について

　基本的に、あいまいな表現がなく、詳細で、読み解きやすいものがいいプロンプトとなります。「同じことを人間に伝えた場合に間違いなく伝わるのかどうか」を念頭において書いてみるとよいです。

　ただし、人間に対してはなかなか使わないけれど、ChatGPTに使うと精度が簡単に

第2章-4　プロンプトの基本について　49

あがるものがいくつかあります。これらをピックアップしたいと思います。

1）「step by stepで考えて答えて」

　回答の精度を上げたいときに、お手軽に使えるプロンプトになります。

　元祖は「Chain-of-Thought（CoT）」という、考える過程をプロンプトで説明することで精度を上げる手法です。考える過程をこちらから示すのも面倒なので、ChatGPT自身に段階的に考えさせるために、このstep by stepで考える、というプロンプトが生まれ手軽さから有名になりました。Zero-shot-CoTとも呼ばれます。

2）「高校生にもわかりやすく教えて」

　プロンプトの通り、複雑なことをわかりやすくしてもらうときに使います。勉強していて理解に苦しむときや、非医療従事者に医療のことを説明するときなどに便利です。特に名前のついたテクニックではないですが、「どのくらいの程度で説明してほしいか」という詳細を与えることで、ChatGPTの出力を調整するテクニックです。「高校生」の部分を「小学生」「中学生」などと変えて使うことも可能です。

　例えば、以下の通りChatGPTの仕組みを普通に聞くと、ちょっと難しい…。

プロンプト

ChatGPTの仕組みと歴史について教えて

生成AIの出力

ChatGPTは、OpenAIによって開発された大規模な言語モデル（LLM）であり、GPT（Generative Pretrained Transformer）というアーキテクチャに基づいています。GPTモデルは、テキストデータを大量に学習し、自然言語を生成、理解、処理する能力を持っています。以下にChatGPTの仕組みと歴史について詳しく説明します。

1. ChatGPTの仕組み
ChatGPTの動作は、主に次のステップに基づいています。
1-1. Transformerアーキテクチャ
ChatGPTは「Transformer」と呼ばれるニューラルネットワークアーキテクチャを基にしています。Transformerは2017年にGoogleによって提案されたモデルで、特に自然言語処理において非常に効果的です。これまでのリカレントニューラルネットワーク（RNN）や長短期記憶（LSTM）といったモデルと異なり、Transformerは「自己注意機構（self-attention）」を使うことで、テキスト内の単語同士の関連性を効率的に学習することができます。
1-2. 事前学習と微調整
GPTは「事前学習」と「微調整」の二つのフェーズに分かれています。
- **事前学習**：GPTは大量のテキストデータ（本、ウェブページ、記事など）を使用して、単語や文章のパターンを学習します。この段階では、モデルは次にくる単語を予測するという

タスクを通じて、言語のルールやコンテキストを理解します。この過程は教師なし学習と呼ばれます。
- **微調整**：事前学習で得た知識を元に、特定のタスク（対話、質問応答など）に応じてさらに調整されます。ここでは、人間によるフィードバックや、タスクに関連するデータを用いて、モデルの応答をより正確で自然にします。
1-3. 応答の生成
ChatGPT は、ユーザーからの入力を受け取ると、それに基づいて次に出てくる単語や文を予測し、文章を生成します。この予測は、文脈やこれまでの会話履歴に基づいて行われ、できるだけ関連性の高い応答を提供しようとします。

2．ChatGPT の歴史
ChatGPT の発展は、GPT シリーズの進化に伴って行われました。
〜（中略）〜
結論
ChatGPT は、自然言語処理の最前線にある技術であり、日常的な会話から専門的な質問への対応まで、幅広い用途で使用されています。モデルの歴史と進化を通じて、その能力は飛躍的に向上しており、今後も AI 技術のさらなる発展が期待されていますが、同時に倫理的な課題も重要な問題として存在します。

そこで「高校生にもわかるように」とすると理解しやすくなりました。

プロンプト

ChatGPT の仕組みと歴史について高校生でもわかるように教えて

生成AIの出力

ChatGPT は、コンピュータが人間のように会話できるように作られた AI の一種です。これを理解するために、まず AI（人工知能）が何かからはじめます。

1．**AI（人工知能）とは？**
AI とは、コンピュータが人間のように「考えたり」「学んだり」するための技術です。AI はたくさんのデータを使って学習し、パターンやルールを見つけ出し、問題を解決したり判断を下したりすることができます。

2．**ChatGPT の仕組み**
ChatGPT は「GPT」という技術を使っています。「GPT」は「Generative Pre-trained Transformer」の略で、文章を生成するために特別に訓練された AI のモデルです。このモデルは、インターネット上にある大量の文章データを使って学習します。
ChatGPT の仕組みを簡単に説明すると：
- **大量のデータを読む**：ChatGPT は、膨大な量の文章データを使って学習します。例えば、本、記事、ウェブサイトなどです。
- **パターンを理解する**：学習データから、言葉と言葉のつながりや、文の構造などを理解するようになります。
- **質問に答える能力**：学んだ知識をもとに、質問に対して最も適切な答えを生成します。

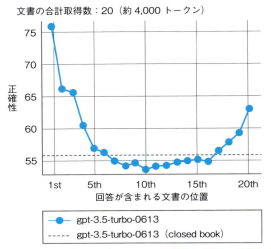

図1　長いプロンプトにおける重要な指示の位置と回答の正確性
文献1より引用

> ただし、これはあくまで学習データに基づいており、考えるというよりも「最も適切な次の言葉を予測して出している」感じです。
>
> ### 3. **ChatGPTの歴史**
> ChatGPTのベースとなるGPTの技術は、OpenAIという研究機関によって開発されました。
> 〜（中略）〜
> ### まとめ
> ChatGPTは、膨大なデータから学習して、人間のように会話をするAIです。これを支えている技術は、2018年に最初に登場し、その後どんどん進化してきました。現在では、自然な会話を楽しんだり、質問に答えたりすることができるAIとして、多くの場面で使われています。
> 質問があれば、もっと詳しく説明しますね！

3）大事な指示は最初に書く

　一定以上長いプロンプトを書く場合、大事な指示は最初に書くほうがよく、逆に真ん中に書くと精度が下がる、という報告があります（図1）。

4）「出力形式で回答してください」

　出力の形を指定したい場合に使用します。議事録、診療情報提供書、カルテ記載など出力のフォーマットが決まっているときは、出力形式を指定することで、出力を制御することができます〔参考：退院サマリー作成に関するガイダンス（Webサイト1）〕。

> **プロンプト**
>
> 入力されるカルテ情報を元に、出力形式で退院サマリを作成してください。
> ### 出力形式
> 〔退院時診断〕
> 〔アレルギー・不適応反応〕
> 〔主訴，または入院理由〕
> 〔入院までの経過〕
> ＜現病歴＞
> ＜既往歴＞
> ＜入院時現症＞
> 〔入院経過〕
> 〔手術・処置情報〕
> 〔退院時状況（身体状況，活動度，認知度等〕
> 〔退院時使用薬剤情報〕
> 〔退院時方針〕
> ### カルテ情報
> （カルテ情報を入力）

5)「あなたは○○です」「○○になって答えてください」

ChatGPTにどの立場やキャラクターでものを言うかを指定することで出力を調整します。「ペルソナを与える」と表現することもあります。ギャルになって答えてもらうと明るく返してくれるのでよく使うのですが、「厳しい指導医です」「京都人です」「バズりの天才です」のように指定して使うことも可能です。「（有名芸能人）のように振る舞って」と指示して遊ぶのがChatGPTの出始めのころに流行りました。

> **プロンプト**
>
> ChatGPTについて、ギャルになって教えてください。

> **生成AIの出力**
>
> おっけー！ギャル風に教えるね〜！
> ChatGPTっていうのは、めっちゃ賢いAIのことなの！ なんでも答えてくれるんだけど、うちらギャルが好きなファッションとかメイクとか、恋愛相談まで、なんでもOKよん！ 話し相手にもなってくれるから、寂しいときも心強いって感じ〜
> あと、ChatGPTって英語とか日本語とか、いろんな言葉もペラペラだし、なんか難しいこともわかりやすく教えてくれるんだよね〜。もう頼れるって感じぃ！ だから、なんでも聞いて、ギャルも学んでいこーって感じ！
> ChatGPT、よろしくね！

どの時代のギャルなのかまではわかりません。

第2章-4 プロンプトの基本について　53

6)「作成後に、Advanced Data Analysis で len() 関数で文字数を数えてください」

　出力文字数を指定したいときに使用します。抄録の作成などの際に、「400文字以内で」など指定したにもかかわらず、文字数をオーバーしてしまうことを経験したことがある方もいるのではないでしょうか。ChatGPTはテキストを出力する際に、最終出力文字数がわかって出力しているわけではなく、また本来的には文字数を数える能力をもっていません。こちらのプロンプトを使えばAdvanced Data AnalysisというPythonを動かす機能で、確実に数えてもらうことが可能です（len関数はPythonで使用できる関数の一つ）。「数えたのちに、指定文字数をオーバーしている場合はオーバーしないように書き直してください」などを指示するとよいでしょう。

プロンプト

ChatGPTの歴史、GPT3、3.5、4について400字以内で教えてください。出力した後にAdvanced Data Analysisでlen()関数で文字数を数えてください。400字を超えている場合、400字以内になるよう作り直してください。

生成AIの出力

ChatGPT は、OpenAI が開発した対話型 AI で、自然言語処理モデルの一つです。初期のバージョンは GPT-3 を基盤としており、2020 年にリリースされました。GPT-3 は、1,750 億のパラメータをもつ巨大なモデルで、多様なタスクに対応できる強力な自然言語処理能力を持っています。その後、GPT-3.5 が登場し、特に対話性能が向上しました。GPT-3.5 は主に応答の一貫性と関連性を高めることを目的としており、ユーザーとのやり取りがより自然になるよう最適化されています。

2023 年にリリースされた GPT-4 は、さらに進化したバージョンであり、文脈理解や創造的なタスクへの対応能力が一段と向上しました。GPT-4 は、より大規模で多様なデータセットを用いてトレーニングされており、複雑な質問にも的確に応答する能力をもっています。

以上が ChatGPT の進化の概要です。

python

text = "ChatGPT は、OpenAI が開発した対話型 AI で、自然言語処理モデルの一つです。初期のバージョンは GPT-3 を基盤としており、2020 年にリリースされました。GPT-3 は、1,750 億のパラメータをもつ巨大なモデルで、多様なタスクに対応できる強力な自然言語処理能力をもっています。その後、GPT-3.5 が登場し、特に対話性能が向上しました。GPT-3.5 は主に応答の一貫性と関連性を高めることを目的としており、ユーザーとのやり取りがより自然になるよう最適化されています。2023 年にリリースされた GPT-4 は、さらに進化したバージョンであり、文脈理解や創造的なタスクへの対応能力が一段と向上しました。GPT-4 は、より大規模で多様なデータセットを用いてトレーニングされており、複雑な質問にも的確に応答する能力をもっています。以上が ChatGPT の進化の概要です。" len(text)

文字数は 382 字です。400 字以内に収まっているため、このままで問題ありません

7) 英語で指示をする

　基本的に、ChatGPTをはじめとする生成AIはこの世にある利用可能なデータを収集して学習しています。世界では英語のデータの方が最も多く、英語のデータでの学習をしているので、日本語での指示より英語での指示のほうがクオリティが上がることがあります。クオリティが低いと感じるときに、翻訳サイトで英語にしてから指示を出してみることを試してみてもよいでしょう。ただ、ChatGPTに関してはGPT-4以降ではそこまで大きな違いは感じなくなっています。

8)「よりよい結果のために必要な情報があれば質問してください」

　どのような情報を入れると精度が上がるのかを、ChatGPTに説明させて、それに答える形で出力の質をあげていく手法です。

9) マークダウン記法を使って指示を記載する

　複雑な指示を行うときに、ChatGPTでは、**マークダウン記法**（見出しに「#」、一段下の見出しに「##」、箇条書きに「・」のように記載する方法）を使うことで、ChatGPTが解釈しやすくなり、出力の精度が上がります。また、使用する人間も、プロンプトを見返したときに、どのような内容かが整理されていて見やすい、と言うメリットがあります。出力の条件が多い場合に使用をしてみましょう。

2. 画像生成におけるプロンプトの工夫について

　ChatGPTでは、「画像を作って」と指示すると画像を生成してくれます。これはChatGPTの中にDall-E（ダリ）という画像を生成するAIが入っているためです。画像生成のプロンプトのコツを記載します。

1) 英語で、大事なことは先に

　日本語でも指示することは可能ですが、英語で指示したほうが画像のクオリティは上がります（2024年8月現在）。よって英語で伝えましょう。また、大事な要素を先に伝えるほうがいいとされています。

　ただし、ChatGPTで画像生成する際は、ユーザーが入力したプロンプトを画像生成用にChatGPTが修正してくれている（画像を選択して「i」のマークを押すと出てきます）ので、順番の影響はそこまでないかもしれません。

第2章-4　プロンプトの基本について　　55

img :robot, familiar, yellow, Akita,dog

元のプロンプト

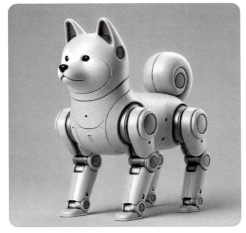

Here is the image of the yellow robot designed to resemble an Akita dog. Let me know if there's anything more you'd like to adjust or explore!

修正されたプロンプト

プロンプト

A yellow robot designed to resemble an Akita dog. The robot features familiar elements such as pointed ears, a curled tail, and a friendly, loyal expression typical of an Akita. The robot's body has smooth, rounded edges and a sleek design, blending mechanical and canine characteristics. The yellow color is vibrant, and the robot is shown in a simple, neutral background that highlights its form and details. The overall appearance combines the warmth and familiarity of an Akita dog with a futuristic, robotic aesthetic.

コピーする

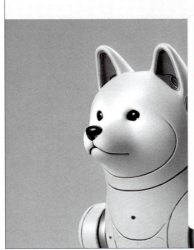

2)（ ）くくりでコロンで調整

　単語を括弧でくくり、コロンと数字をつけることで、その要素を強めたり弱めたりすることができます。

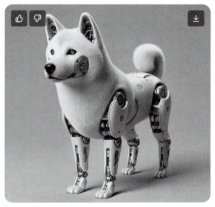

3）出力した画像を修正する

　ChatGPTでは生成した画像について、修正したい部位を選択し、修正を指示することが可能です。

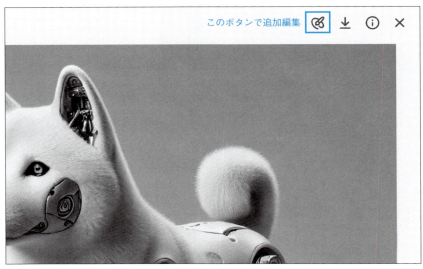

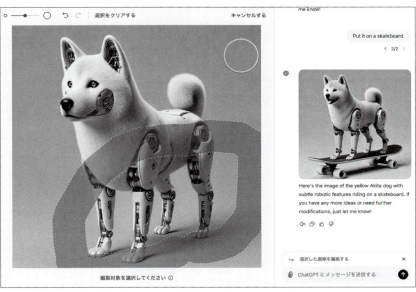

まとめ

　基本的な、プロンプトの工夫について記載しました。プロンプトを工夫するテクニックはとてもたくさんあります。この次の項でほかのもう少し難しいテクニックを紹介していきます。

　また基礎から勉強してみたくなった方は、「プロンプトエンジニアリング」というワードでインターネット検索してみてもよいでしょう。その他に、OpenAI社が出しているプロンプトエンジニアリングガイド（Webサイト2）、プロンプトエンジニアリングガイドというHP（Webサイト3）、Anthropic社のプロンプトライブラリ（Webサイト4）などを参照されることがおすすめです。

文献

1）Liu NF, et al：Lost in the Middle: How Language Models Use Long Contexts.
https://arxiv.org/abs/2307.03172（2024年12月閲覧）

掲載Webサイト

1）退院サマリー作成に関するガイダンス
https://jhim-e.com/pdf/guidance.pdf（2024年12月閲覧）

2）OpenAI：Prompt Engineering Guide
https://www.promptingguide.ai/jp（2024年12月閲覧）

3）OpenAI：プロンプトの設計に関する一般的なヒント
https://www.promptingguide.ai/jp/introduction/tips（2024年12月閲覧）

4）ANTHROPIC：プロンプトライブラリ
https://docs.anthropic.com/ja/prompt-library/library（2024年12月閲覧）

第2章　ChatGPTの基本と原則

5 プロンプトの質をさらに高める

はじめに

　プロンプトを作ったもののうまくいかない、そんなときに、さらにプロンプトの質を高めるにはどうしたらいいのか？　どうしたら満足の行く回答を出すプロンプトができるのか？についてを記載していきます。

1. 基本的なことをしっかり行う

　プロンプトの基本についての項（**第2章-4**参照）で記載した内容をしっかり行うということがまず大事です。ただ、一つひとつみていくことは手間なので、それをパッケージ化して使いやすいものを紹介します。それが**深津式プロンプト**です。note社のCXOを担う深津貴之さんが提唱した、ChatGPTで使える汎用性の高いプロンプトのことです。

　以下のようなテンプレートで使用されています（**プロンプト1**）。

1）一般的な深津式プロンプト

プロンプト

#命令書：

```
あなたは ｛○○｝ です。
以下の制約条件と入力文をもとに、最高の結果を出力してください。

#制約条件：
・文字数は ｛○○｝
・ ｛○○｝

#入力文：
｛○○｝

#出力文：
```

プロンプトの基礎の組み合わせとも言えますが、きちんと「あなたは ｛○○｝」とどのような立場でものを話すかを指定し、制約条件のところに、どのようにして欲しいかを記載していき、入力文のところに指示を書いて使うものになります。

2）「この回答を60点として、100点の出力にするうえで足りないものを列挙したうえで100点の出力はどのようなものか出力してください」

深津さんが考案されたプロンプトの一つになります。最初に出力をさせた後で、その回答を60点と捉えさせて、100点にするには、100点だったらどんな回答になるのか、ということを出力させるプロンプトになります。

2. ゴールシークプロンプト

自分の目的を達成するために、ChatGPTと対話し、ChatGPT自身に考えてもらうことで、目的となる最適なプロンプトを見つけてもらおうとするプロンプトをゴールシークプロンプトと呼びます。

以下はそのテンプレートの一つです（プロンプト2）。

プロンプト

あなたは、プロンプトエンジニアです。
あなたの目標は、私のニーズに合わせて最高のプロンプトを作成することです。そのプロンプトは、ChatGPTで使用されるものです。

次のプロセスに従ってください。

1．まず最初に、何についてのプロンプトであるかを私に確認してください。
私が質問の答えを提供するので、次のステップを経て、継続的な反復を通じて改善してください。

2．私の入力に基づいて、3つのセクションを生成します。
a) 改訂されたプロンプト（書き直したプロンプトを提示してください。明確、簡潔で、簡単にあなたが理解できるものしてください）
b) 提案（プロンプトを改善するために、プロンプトを含めるべき詳細について提案してください）
c) 質問（プロンプトを改善するために必要な追加情報について、関連する質問をしてくだい）

3．この反復プロセスは、私があなたに追加情報を提供し、あなたが改訂されたプロンプトセクションのプロンプトを更新し、私が完了したというまで続けます。

　上記は海外の方がYouTubeで紹介されていたものになります（Webサイト1）。

　また日本ですと、プロンプトアーティストを名乗られているハヤシ シュンスケさんによる「シュンスケ式プロンプト」というものがあります。本書ではプロンプトをダウンロードできるようにしてありますので、ぜひコピペして実行してみてください（プロンプト3）。

3. Rephrase and Respond（RaR）

　生成AIにプロンプトを考えてもらう・修正してもらう手法です。

　人間同士のコミュニケーションでは、意図した通りに伝わらず話が噛み合わなくなるように、人間と生成AIにおいても同様のことが起こることに着目し、「プロンプトが生成AIにとって理解しやすいもの」に置き換えてから回答を出力してもらうようにする方法です。

プロンプト

```
"ここに質問文"
Rephrase and expand the question, and respond.
```

　一度質問文を修正させた後で、元の質問文と組み合わせて指示をする方法もあります。

プロンプト

```
"ここに質問文"
 Given the above question, rephrase and expand it to help you
do better answering. Maintain all information in the original question.

↓↓
(original) "元の質問文"
(rephrased) "修正された質問文"
Use your answer for the rephrased question to answer the original question.
```

これらにより、回答の精度が高まることが研究によりわかっています[1]。

4. 回答の入出力例を複数入れる（n-shot prompting）

入出力例を入れる技法は、few-shot promptingなどと呼ばれます。このfewは2〜3の入出力例を足す場合に使われますが、近年はGoogleのGeminiが200万トークン入力可能となっているなど、非常に大きなデータを入力に使うことが可能です（文字の種類によってばらつきますが簡単に1トークン＝1文字と考えると200万字）。一定以上プロンプトの工夫でうまくいかない場合には、入力とそれに対する理想的な出力例を思いつく限りプロンプトに入れるということを試してもよいでしょう。

以下に例を示します（プロンプト4）。

プロンプト

前提
あなたは病院に勤務する優秀な医師です。
以下の作成要件・紹介状サンプル・紹介状例・診療記録をもとに、最高の診療情報提供書（紹介状）を作成して下さい。診療情報提供書（紹介状）とは、医師が他の医師、あるいは医療機関へ患者を紹介する場合に発行する書類です。
作成要件
・400字以内で作成してください
・紹介した理由が紹介先の医師に伝わるようにしてください。
・疾患名・診断名を認識して、「{疾患名}について継続加療をお願いいたします」と記載ください。
・書いてあること以外は記載しないようにしてください。
紹介状サンプル：
"""""""""""""
ご担当医師　御机下
いつも大変お世話になっております。当院規模縮小に伴い、患者様の片頭痛の継続加療をお願

第2章-5　プロンプトの質をさらに高める　　63

いしたく紹介申し上げます。患者様は現在エレトリプタン頓服で加療中。五苓散なども使用し、月3〜5回程の頭痛発作で安定しております。

ご多忙のところ大変申し訳ありませんが継続ご加療よろしくお願い申し上げます。

"""""""""""""

紹介状例

input:

" 患者：山田太郎（45歳男性）

主訴：持続する腹痛、嘔吐

所見：右下腹部に圧痛、反跳痛あり

検査：WBC 12000、CRP 5.2、CT で虫垂腫大"

output:" 急性虫垂炎が疑われる患者様のご紹介を申し上げます。

45歳男性の山田太郎様が、持続する腹痛と嘔吐を主訴に来院されました。

右下腹部に圧痛、反跳痛を認め、血液検査でWBC 12000、CRP 5.2と炎症反応の上昇を認めます。CTにて虫垂の腫大を確認しており、緊急手術のご検討をお願い申し上げます。"

input:

"患者：鈴木花子（32歳女性）

主訴：視野狭窄、頭痛

所見：両耳側半盲、眼底乳頭浮腫

検査：MRI にて下垂体腫瘍 2.5cm 大"

output:

"拝啓

下垂体腫瘍が疑われる患者様のご紹介を申し上げます。

32歳女性の鈴木花子様が、視野狭窄と頭痛を主訴に受診されました。

診察にて両耳側半盲と眼底乳頭浮腫を認め、MRI検査で2.5cm大の下垂体腫瘍を確認しております。専門的な精査・加療をお願い申し上げます。"

input:" 患者：佐藤健一（68歳男性）

主訴：労作時呼吸困難

所見：下腿浮腫、頸静脈怒張

検査：BNP 850、心エコーで EF 35%"

output:

" 拝啓

慢性心不全の患者様のご紹介を申し上げます。

68歳男性の佐藤健一様が、労作時呼吸困難を主訴に来院されました。

診察にて下腿浮腫、頸静脈怒張を認め、BNP 850と上昇、心エコーではEF 35%と低下を認めております。

精査・加療をお願い申し上げます。"

input:

" 患者：田中美咲（28歳女性）

主訴：発熱、関節痛

所見：蝶形紅斑、手指関節腫脹

検査：抗核抗体陽性、補体低下"

output:

" 拝啓

全身性エリテマトーデスが疑われる患者様のご紹介を申し上げます。

28歳女性の田中美咲様が、発熱と関節痛を主訴に来院されました。

```
蝶形紅斑と手指関節の腫脹を認め、検査にて抗核抗体陽性、補体低下を確認しております。
専門的な精査・加療をお願い申し上げます。
input:
"患者：中村正男（55歳男性）
主訴：体重減少、口渇
所見：BMI 20.5、口腔内乾燥
検査：空腹時血糖 285、HbA1c 10.2%"
output:
"拝啓
2型糖尿病の患者様のご紹介を申し上げます。
55歳男性の中村正男様が、体重減少と口渇を主訴に来院されました。
BMI 20.5と低下傾向で、検査にて空腹時血糖 285mg/dl、HbA1c 10.2%と著明な血糖コント
ロール不良を認めております。
専門的な血糖コントロールをお願い申し上げます。"
### 診療記録
{ここに、作成の元にしたい経過記録を入力}
```

5. 回答作成において精度の高い情報を利用する

　ChatGPTは一般的なことに対する回答はとても質が高いですが、最近の情報に対しては学習していないため答えられないことがあります。また専門的な回答を求める場合には質に限界を感じることがあります。これに対して、「最初に～～に関するニュースを検索して、その情報を元に答えて」「Pubmedの～～～の情報について検索して、その情報を元に答えて」などの形で、明示的に精度の高い情報を調べてもらってから回答を作成してもらうことができます。

　Perplexity.ai はこの検索してから回答する、ということを基本的に行うチャットAI検索サービスですし、**NotebookLM** はガイドラインなどのPDFファイルを読み込ませてその情報を精度高く利用して回答を作成するサービスになります。

6. プロンプトをなるべく論理的に抜けがない形にする

　達成しようとすることについて、思考する順番、考えるルールについて、その説明通りにやれば間違いや曖昧さがなるべく出ない形になるようにすることで、回答の精

第2章-5　プロンプトの質をさらに高める　65

度をあげることができます。

第3章-5「待機表・勤務表を作ってもらう」の「プロンプトのチューニング」の項がその一例になりますのでご参照ください。

また、以下のようなプロンプトで、なるべく数式で表現できるのかを突き詰めることも精度の向上につながります（**プロンプト5**）。

プロンプト

あなたは、優秀な数学者です。物事が可能な限り数式で表されていないと落ち着きません。
与えられたプロンプトを数学的に美しいプロンプトに修正してください。
{ 修正手順 }
step1：最終的な出力の正確さをあげるために、実行手順全体の修正・順番の変更を検討ください
step2：与えられたプロンプトについて、入力される事柄、出力する事柄について、それぞれ数式で扱いやすい変数にします。
step3：出力する事柄とすべての実行手順について、入力される事柄で表す数式で示してください。
step4：step2とstep3を踏まえて、与えられたプロンプトを理解しやすい形にしてください。
step5：step4のプロンプトの精度向上のために追加で必要な情報を考えて下さい。
step6：step5について、情報の具体案を考えて、[この情報を追加しますか？] と聞いて下さい。
{ プロンプト }

---

7. リバースプロンプトエンジニアリング

かっこいい名前にしていますが、要は「出力をみて、改善したい部分を認識したうえでプロンプトを改善する」をくり返すことです。実際では、出力をみて何度も何度もプロンプトを改善することで精度をつかむ、また自分自身もプロンプトのコツをつかんでいくことがほとんどです。テクニックというよりはかなり愚直ですが、最も大事で効果的だと考えます。

まとめ

プロンプトをChatGPTとともに作る・作り直す手法や、精度高く回答させるため

の手法について、記載しました。基本的なことも含めてですが、いつも全てを試すのは大変ですので、自分のお気に入りパターンを見つけていけると一番よいと思います。

　慣れてくると、出力の精度の低い点がどういうところなのか、どうプロンプトを改善すればよくなるのか、をくり返して自分自身でプロンプトをチューニングできるようになります。ここに記載されているものはあくまで、比較的一般的に公開されている情報を参照したものに過ぎませんが、工夫の引き出しの一つとして検討してみてください。

文献

1）Deng Y, et al：Rephrase and Respond: Let Large Language Models Ask Better Questions for Themselves. https://arxiv.org/abs/2311.04205（2024年12月閲覧）

掲載Webサイト

1）YouTube：The ONE ChatGPT Prompt to Rule Them All（Jason West） https://www.youtube.com/watch?v=OgYQAS9LY3o（2024年12月閲覧）

第2章　ChatGPTの基本と原則

6 ChatGPTのAdvanced Data Analysisについて

はじめに

　Advanced Data Analysis（元々コードインタープリターという名前でした）は、簡単にいうと、日本語でChatGPTに指示をすることでChatGPTが「いい感じ」にPythonコードを使ってデータ分析をしてくれる機能です。ファイルをアップロードすると分析してもらうことができます。また、逆にデータを処理した結果をファイルでダウンロードすることが可能です。

　プロフィール欄の「ChatGPTをカスタマイズする」で「コード」にチェックがついていれば必要時に起動します。

ChatGPT をカスタマイズする

0/1500

どのように ChatGPT に回答してほしいですか？

0/1500

ChatGPT の機能 ⓘ

⊕ ウェブ検索 ☑	⌂ DALL·E ☑	▱ コード ☑
✎ キャンバス ☑		

新しいチャットで有効にする ◉   キャンセルする   保存する

マイGPTでは「コードインタープリターとデータ分析」にチェックがついていれば起動します。

機能
- ☐ ウェブ参照
- ☐ DALL·E 画像生成
- ☑ コード インタープリターとデータ分析 ⑦

1. どのようなファイルがアップロードできるか

以下のようなデータをアップロードして分析可能です（Webサイト1）。
- Excel（.xls / .xlsx）
- CSVファイル（.csv）
- PDF（.pdf）
- JSON（.json）
- WordやGoogle doc（.doc / .docx）
- PowerPointやGoogle slide（.pptx）
- 画像ファイル（.jpg / .png / .gif / .tif / ...）

GoogleドライブやMicrosoftのドライブから直接読み込むことが可能となっています。1回の会話に最大10個のファイルをアップロードできます。

アップロードできるファイルサイズにはいくつかの制限があり、512 MB以下、CSVやエクセルファイルであれば50 MB以下、画像ファイルであれば20 MB、内部のテキストを読み取る場合は200万トークン以下となっています。

2. アップロードしたファイルでできること

1）内容を把握して要約

PDFの内容やPowerPointスライドの内容を確認して要約してもらう、などができます。論文のPDFをアップロードしてうまく要約してもらう，などがよくある使い方です（**第5章-1**「抄読会の準備、スライドの作成、レビュー」参照）。

2) ExcelやCSVファイルでアップロードしたデータの分析

　データを処理して、グラフ化などビジュアライズすることまで可能です。**第6章-1**「ChatGPTを通じてPythonを使う」の項目が参考になります。

3) 画像ファイルの読み取り、簡単な加工

　画像ファイルに書かれているテキストをpythonのOCR機能（光学文字認識）で読み取ることが可能です。ただ、GPTそのものの機能で画像を認識できるので、Advanced Data Analysisでないといけないわけではありません。

　次の画像はお薬手帳の内容を読み込んでもらう例ですが、Advanced Data AnalysisのOCRではうまく読み取れずGPTそのものの機能で読み取りが成功しています。

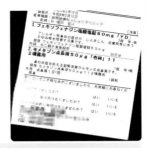

> 写真から、以下の形で情報を抽出してください
> [薬名] [飲み方]

🔄 分析エラーが発生しました

分析が終了しました

It seems that the OCR extraction attempt was unsuccessful due to a language data file issue. However, I can manually extract the text from the provided image.

Here are the details:

薬名と飲み方

1. フェキソフェナジン塩酸塩錠60mg「YD」
    - 飲み方: 1錠、内服、分2朝夕食後服用
2. モメタゾン点鼻液50μg「杏林」11
    - 飲み方: 点鼻薬、1日1回、両鼻

If you need any further assistance or details from the image, feel free to let me know! 🌸

　また、読み取りの他に、アップロードした画像ファイルを白黒にする、特定の文字をいれる、といった簡単な加工をすることも可能です。

3. ファイルのダウンロード

1）Excel や CSV ファイルでダウンロード可能

分析した結果を表形式でダウンロードすることができます。

2）スライドやドキュメント形式でダウンロード可能

　出力する形式を指定することで、PowerPoint やドキュメントファイルでダウンロードすることが可能です。論文の PDF をアップロードし、要約した内容を PowerPoint スライドの形式でダウンロードする、といったことができます（**第 5 章 -1** 参照）。

3）GPT が実行したコードをダウンロード可能

　正確にはダウンロードではないですが、ChatGPT が実行した Python コードを確認し、コピーすることが可能です。Python の実行環境に貼り付けて利用することも可能です。

まとめ

- ChatGPT とチャットで会話することで、高度な分析を簡単にしてもらうことが可能です。
- ChatGPT ではさまざまな形式のファイルをアップロードすることが可能ですが、あまり大きなファイルのアップロードはできないので注意が必要です。
- スライドなどの形式でファイルを作ってもらってダウンロードすることが可能です。

掲載 Web サイト
1）OpenAI：Data analysis with ChatGPT
　https://help.openai.com/en/articles/8437071-data-analysis-with-chatgpt（2024 年 12 月閲覧）

第2章　ChatGPTの基本と原則

7 GPTsとは? どんなことができる?

はじめに

　ChatGPTでは、自分専用にカスタムしたChatGPTを保存・作成することができる**GPTs**という機能があります。指示やいつも参照するファイルなどを設定しておくことで、新しいアプリのように使うことができます。また、他の人が共有してくれたGPTsを使うことも可能です。ここではGPTsで設定できることについて説明します。

1. GPTsでできること

1) ChatGPTへの指示を保存できる

　GPTsは、「いつもどのように動くか」を設定することができます。いつもChatGPTに指示していることを設定して、毎回使用することができます。

　また、作り込んだプロンプトを無駄にならず使用していけます。

2) いつも参照するデータを設定できる

　「ファイルをアップロードする」を使用して、GPTでいつも参照してほしいデータを設定して、毎回設定する手間を省くことができます。20個までのファイルアップロードが可能です。

下の図では、循環器に関するガイドラインをアップロードし、
「与えられた質問から、どのガイドライン（アップロードされたファイル）を参照すべきかを判定し［ガイドライン名］に格納。
　ガイドラインの目次を参照し、質問内容と近い項目を選定し［目次ページ］に格納
　選定した部分を用いて質問に答える。
　また、参照した［ガイドライン名］と選定した［目次ページ］を記載する。」
と指示し、ガイドラインを参照しながら質問に答えてもらっています。

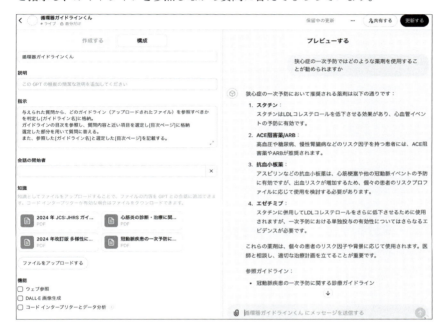

3）Webページを参照するかどうかを設定できる

　必要に応じて、Webページを参照するかどうかを設定できます。ただ、その場合は、プロンプトで明示的に、参照するURLや、Webページを調べるタイミングを指示することが望ましいです。
　次の図では、
「step1：与えられた質問について、適切な情報をPubMedで検索しリストアップ
　step2：リストアップした論文を元にして、与えられた質問に日本語でわかりやすく説明します。」
と指示し、適宜PubMedのサイトを参考にしてもらっています

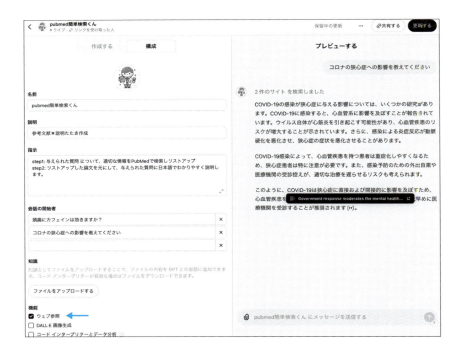

4）データ分析を使うかどうかを設定できる

「コードインタープリターとデータ分析」で設定することができます。基本的な注意点ですが、どういったデータをどのように分析するかをきちんと指示する必要があります。アップロードしたデータを利用する、あるいはWebページなどを参照してデータを作り、どんな風に分析するかを決める必要があります。

次の図では「コードインタープリターとデータ分析」を設定したうえで、

「アップロードされたデータを確認し、基本的な分析をして、図示してください。

日本語でやりとりしてください。」と指示し、NDBオープンデータの「初再診料_性年齢別算定回数」をアップロードしています。分析、グラフなどビジュアルにわかりやすい出力にすることが簡単にできます。

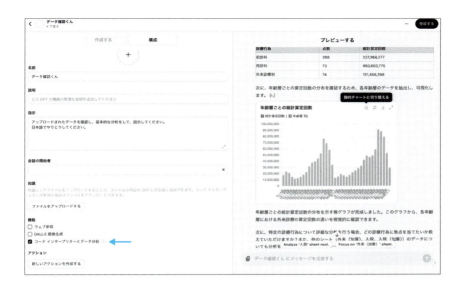

5）画像生成するかどうかを設定できる

「DALL-E 画像生成」で画像生成を行うかどうかを選べます。DALL-E は OpenAI 社がもつ、自然言語から画像を生成することができる AI の名前です。GPT に絵を作成してもらうことがメインの場合に設定しておくとよいでしょう。

次の図では、「DALL-E 画像生成」を選択したうえで、「入力した文章について、水墨画タッチで画像出力してください。」と指示し、「内科医の外来風景」を出力してもらっています。

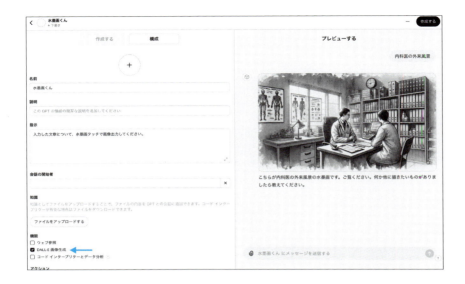

6)「アクション」の設定ができる

「新しいアクションを追加する」から設定できます。この「アクション」ではAPI（別のソフトウェア・サービスと連携する仕組み→**第6章-2**）を用いて、他のソフトウェア・サービスを利用することができます。APIというものが利用できるソフトウェア・サービスであればなんでも使用できます。例えば、医療者に馴染み深いサービスですと、PubMedなどはAPIを利用して、情報を取得することができます。

次の図では、「アクション」でPubMedのAPIとやりとりする設定をしたうえで、

「入力された質問に対して、アクションを利用してPubMed上で検索を行い、abstractを出力してください。日本語でやりとりしてください。」と指示し、「診断補助におけるChatGPTについて」でかかわる論文を出力してもらっています。

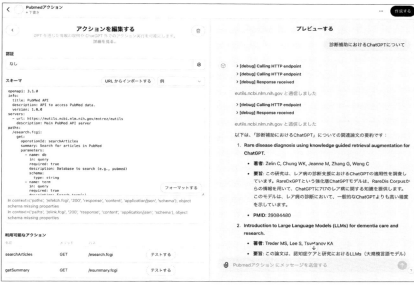

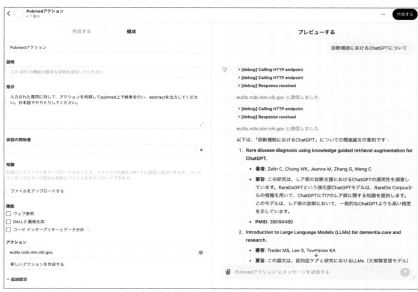

第2章 -7 GPTsとは? どんなことができる?

2. GPTsを作ってみよう

プロフィールアイコンを押した際にでる「マイGPT」を押します。

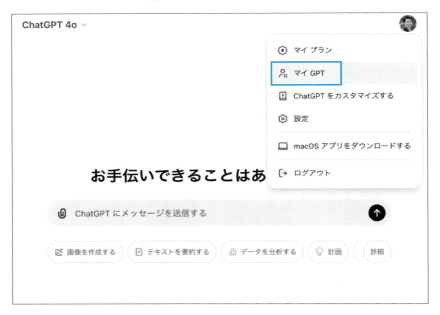

「GPTを作成する」を押します。

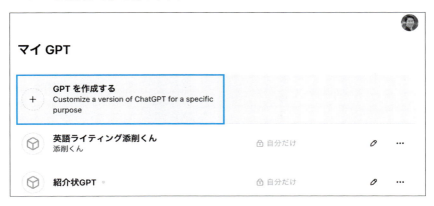

すると次のような画面になります。

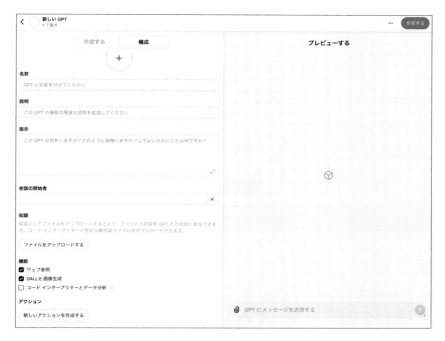

　ここで、「名前」「指示」とウェブ参照・画像生成・コードインタープリター使用など設定すればOKです。名前の上の「＋」ボタンではアイコンが設定できます（このとき「DALL-Eを使用する」を押すとAIが名前から自動でアイコンを生成してくれます）。

　「説明」「会話の開始者」は、記載は不要です。「説明」は自分以外と共有するときにどんなGPTかわかるようにするための欄です。「会話の開始者」はこのGPTをはじめるときの質問例を設定しておくためのもので、主に自分以外と共有するときに使います。

　入力が終わったら、画面右上の「作成する」ボタンを押し、公開範囲を設定（特に誰かに共有したくなければ「私だけ」を選べばOKです）し「保存する」を押すと完成です。

　作成したGPTsは、「GPTsを作成する」ボタンの下にリストアップされますのでそこからアクセス可能です。

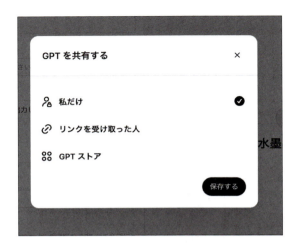

3. [上級者向け] アクションを設定し、PubMedと連携するGPTを作ってみよう

せっかくなので、医療者が使いこなせると嬉しい、医療者向け論文サイトPubMedを利用するGPTを使ってみましょう。

① PubMedのAPIキーの発行
② アクションの設定

の二つを行っていきます。

1) PubMedのAPIキーの発行

PubMedにGPTからアクセスするためにAPIキーというパスワードのようなものが必要になりますので、まずはこれを取得します。

まずはPubMedのアカウントを作成します。

https://pubmed.ncbi.nlm.nih.gov/（Webサイト1）にアクセスし、右上の「Log in」を押します。

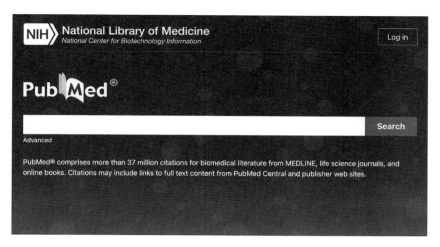

Googleアカウントや Microsoft アカウントなど自分が希望のアカウントを選びます。

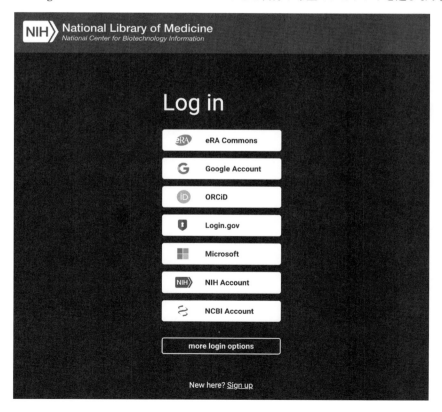

第2章-7 GPTsとは? どんなことができる? 83

初めてログインする場合には以下のような画面がでます。以下の場合はContinueを押します。

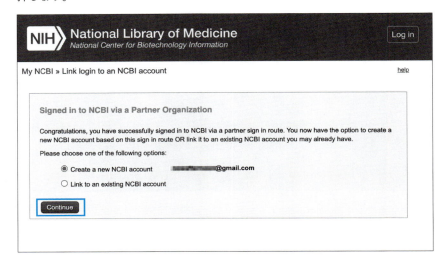

右上のアカウントボタンを押して、「Account settings」を押します。

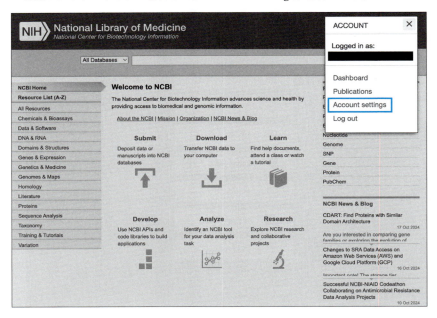

画面下部の「API Key Management」の「Create API Key」を押します。

Linked Accounts

You can log into your NCBI account via these third parties. Contact the third party about any issues related to logging into any of the accounts below.

Account	Email/ID	Remove
Google	▓▓▓▓▓▓▓▓▓▓▓▓▓	🗑

Add account

Delegates

You can add delegates to help you manage your bibliography and/or SciENcv profiles.

Add delegate

API Key Management

E-utils users are allowed 3 requests/second without an API key. Create an API key to increase your e-utils limit to 10 requests/second. Contact our helpdesk if you need higher throughput. Only one API Key per user. Replacing or deleting will inactivate the current key. Use this key by passing it with *api_key=API_key* parameter. Refer to documentation for more information.

Create API Key

　これでAPI keyの取得が完了しました。この文字列をこの後のステップでコピーして使用します。

API Key Management

E-utils users are allowed 3 requests/second without an API key. Create an API key to increase your e-utils limit to 10 req Contact our helpdesk if you need higher throughput. Only one API Key per user. Replacing or deleting will inactivate the this key by passing it with *api_key=API_key* parameter. Refer to documentation for more information.

API Key	Replace	Remove
▓▓▓▓▓▓▓▓▓▓▓▓▓▓▓▓▓▓▓▓▓▓▓▓	↻	🗑

2) アクションの設定

　新しいGPTsの画面で左下の「新しいアクションを作成する」を押します。

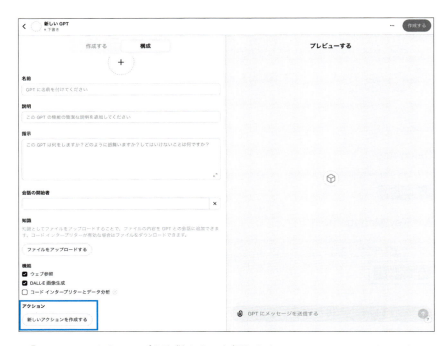

　「ActionGPTからヘルプを取得する」を押します。このActionGPTは、アクションに必要な「スキーマ」を作成することをサポートしてくれます。

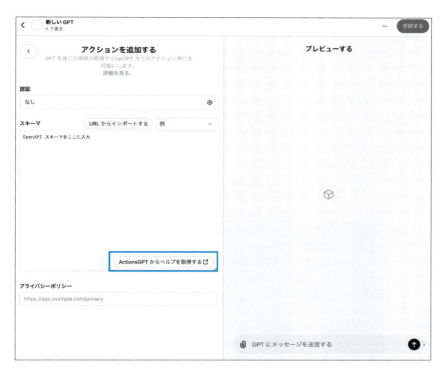

　「Pubmed APIの全機能を使うスキーマを教えてください。またそのときにAPI keyを設定する場所も明示的に教えてください」と聞いてください。すると以下のように、Pubmed APIの説明（画像では英語）とコードがでてきます。「コードをコピー」を押してコピーします。

第2章-7 GPTsとは? どんなことができる?　　87

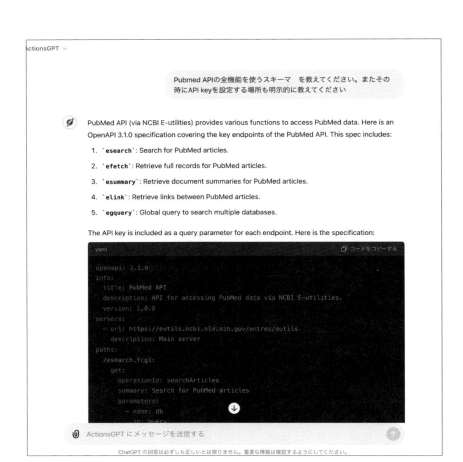

「アクションを追加する」の画面に戻って、「スキーマ」に先程コピーしたコードを貼り付けます。

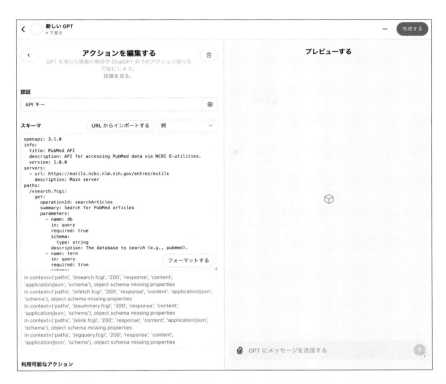

　ペーストしたコードで「Your API Key」（Your NCBI API Keyのような書き方のこともあります）の部分を1）PubmedのAPIキーの発行で取得したAPI Keyに置き換えます（出力されるコードによりますが大体6〜7箇所あります）。

第2章-7　GPTsとは? どんなことができる?　　89

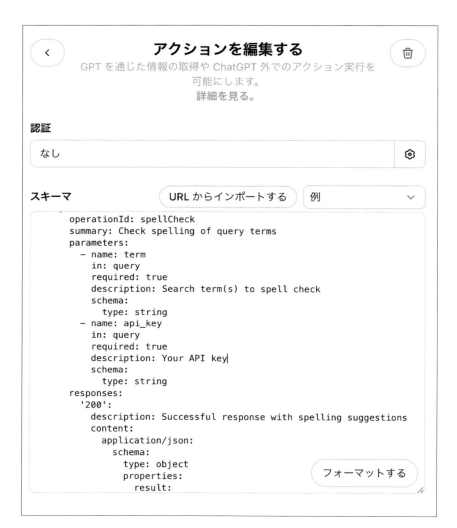

　設定がうまくいっているかどうかは、「テストする」（どれでも構いません）を押して確認する。その時に、「eutils.ncbi.nlm.nih.govと通信しようとしています」などの文言がでますが「常に許可する」を選んでください。うまく言っていると、以下の図のようにチャットで何か応答が返ってきます。

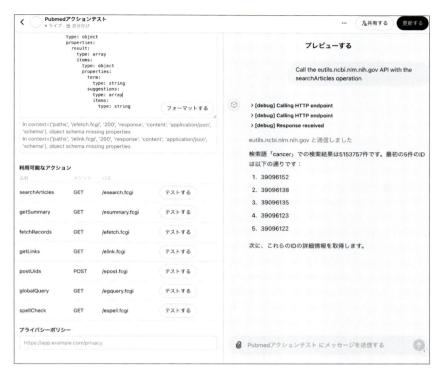

　ただし、ActionGPTはたまにおかしいスキーマを提供することがあるのでもしうまくいかない場合、本書のダウンロードコード（コード1）を貼り付けて、「Your API Key」の部分をご自身のAPI Keyと置き換えて使用してください。

　ちなみに、このPubMed APIがもつ機能を詳細に知りたい場合は、「利用可能なアクション」欄の名前で調べると詳細がわかります。

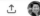

> PubMed APIの以下の機能についてわかりやすく日本語で教えてください
> searchArticles get /esearch.fcgi
> getSummary get /esummary.fcgi
> fetchRecords get /efetch.fcgi
> getLinks get /elink.fcgi
> postUids post /epost.fcgi
> globalQuery get /egquery.fcgi
> spellCheck get /espell.fcgi

PubMed APIは、主に学術的な医学や生物学関連の文献を検索・取得するためのウェブサービスです。ここでは、その主要な機能について説明します。

1. **searchArticles (`GET /esearch.fcgi`):**
   このAPIはPubMedのデータベースを検索し、関連する文献の識別子（ID）を取得するために使用されます。ユーザーはキーワード、著者名、発行日などの検索条件を指定できます。

2. **getSummary (`GET /esummary.fcgi`):**
   文献のIDを入力として、その文献の要約情報を取得します。この情報には、著者、タイトル、出版情報、抄録の概要などが含まれています。

3. **fetchRecords (`GET /efetch.fcgi`):**
   文献のIDを用いて、文献の全テキストやその他の詳細な情報を取得します。出力形式はHTML、テキスト、XMLなど複数のフォーマットで指定可能です。

4. **getLinks (`GET /elink.fcgi`):**
   指定した文献IDから関連する文献やデータベースのレコードへのリンクを提供します。たとえば、ある論文が引用している文献や、その論文が引用されている文献の情報を取得することができます。

5. **postUids (`POST /epost.fcgi`):**

　これでセット完了です。プロンプトを調整することで、曖昧な言い回しを言い直して検索してもらう、検索結果の要約をまとめてもらう、結果一覧をCSVファイル出力するなど、GPTを合わせることで一段上のPubMed検索が実現できます。

　ただ、取得件数があまりに多いと、APIがエラーを出すことがあります。また勝手に取得件数を制限することがありますのでご注意ください。

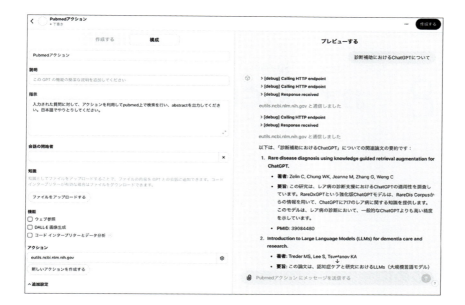

まとめ

　GPTsで特定の用途に合わせた専用のGPTを作成し、簡単に専用の作業を行うことができます。GPTsでは、元々のプロンプトの設定、利用するデータの設定、Webブラウジングの設定などができます。またアクションという形で外部サービスと高度に連携することができます。これによってPubMedなども組み合わせて新しい検索体験を作ることが可能です。ぜひ、一度使用してみてください。

掲載Webサイト
1） PubMed
　　https://pubmed.ncbi.nlm.nih.gov/（2024年12月閲覧）

第2章 ChatGPTの基本と原則

8 おすすめGPTs

はじめに

　サイドメニュー欄の「GPTを探す」から、ほかの人が公開したGPTsを検索して使用することができます。ここではおすすめのGPTについてピックアップします。

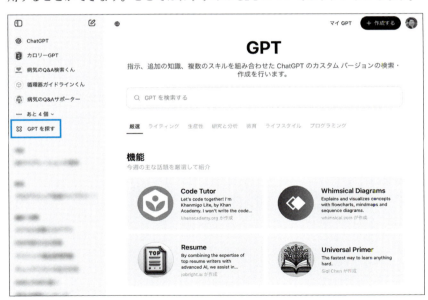

1. リサーチ系

1) Consensus

ChatGPTからAI搭載の科学論文検索サービスConsensus.app（https://consensus.app/、Webサイト1）へアクセスして使用可能なGPTです（詳細は**第5章-2**「生成AIを使った論文検索ツール」参照）。

プロンプト

サウナは健康にいいですか？

生成AIの出力

chat.consensus.appと通信しました

サウナは健康に多くのよい影響を与えるとする研究が増えています。以下はいくつかの主な健康効果です。

◆ **心血管の健康**：サウナ入浴は血管機能を改善し、血圧や動脈硬化を低下させる効果があることが報告されています。また、心疾患や認知症のリスクを減少させる可能性もあります（Heinonen & Laukkanen, 2018）。

◆ **全身の健康促進**：サウナはリラックスやストレス軽減に効果的で、関節炎や頭痛、風邪の症状を軽減するのに役立つことが示されています。また、定期的なサウナ入浴は死亡リスクの低減にもつながる可能性があります（Laukkanen et al., 2018）。

◆ **運動機能の改善**：高齢者においては、サウナ環境での運動が柔軟性を向上させ、QOL（生活の質）を改善する効果が示されています（Bucht & Donath, 2019）。

結論として、サウナ入浴は心血管の健康促進やストレス軽減に効果的であり、全体的な健康に良い影響を与えるとされています。

Like our GPT? Try our full AI-powered search engine and academic features for free at consensus.app

2) Paper Interpreter（Japanese）

論文をアップロードすると項目ごとにわかりやすく解説してくれるGPTです。

プロンプト

（Remote Exercise Training Intervention During the COVID-19 Pandemic: Randomized Controlled TrialのPDFをアップロード）

生成AIの出力

タイトル（英語・日本語）

Remote Exercise Training Intervention During the COVID-19 Pandemic: Random-

ized Controlled Trial
COVID-19パンデミック中の遠隔運動トレーニング介入：ランダム化比較試験

ジャーナル名と出版年
Journal of Medical Internet Research, 2024年

最初と最後の著者
Keito F A Philippi, Perikles Simon

最初の所属機関
Department of Sports Medicine, Disease Prevention and Rehabilitation, Institute of Sports Science, Johannes Gutenberg-University Mainz, Mainz, Germany

概要
COVID-19の感染拡大を抑えるための社会的措置（例：ロックダウンや接触制限）は、健康と福祉の低下と関連しています。本研究では、パンデミック前とパンデミック中に実施された未訓練者への遠隔運動介入の実現可能性と、そのストレス緩和効果について報告しています。（以下省略）

2. プロンプト改善

1）Prompt Professor

プロンプトを改善してくれたり、プロンプトの評価や改善案の提案をしてくれます。

プロンプト

以下のプロンプトを評価してください：ChatGPTについて、ギャルになって教えてください。

生成AIの出力

このプロンプト「ChatGPTについて、ギャルになって教えてください」を評価すると、面白くてユニークなアプローチだと言えますが、改善の余地もあります。以下の観点から評価してみましょう。
よい点：
1. **役割指定（Role-prompting）**：ギャルという特定のキャラクターを指定することで、ChatGPTに適切なトーンやスタイルで応答させる役割を与えています。これにより、より軽妙でカジュアルな言い回しが期待できます。
2. **クリエイティブさ（Creative Prompting）**：ギャルという想像力を刺激するキャラクター指定は、モデルに通常のトーンとは異なるクリエイティブな応答を引き出す良い例です。
改善点：
1. **具体性と明確さ（Clarity and Specificity）**：「ギャルになって」という部分は面白いですが、もう少し具体的な指示があるとよりよい結果を得られるかもしれません。たとえば「もっと軽い口調で」「流行語を使って」など、ギャルらしさを明確に指示すると、モデルが理解しやすくなります。

2．**目的の明確化（Clear Intent）**：プロンプトが軽妙なトーンを意図していることは理解できますが、ChatGPTがどの程度の深さで教えるべきかが明確ではありません。例えば、「ChatGPTの仕組みをギャル語で簡単に説明して」とすると、意図がよりはっきりし、結果が精度良くなります。
改善したプロンプト例：
「ChatGPTの仕組みをギャル風に、軽い口調で、カジュアルに説明して！」
この改善されたプロンプトは、モデルに対して具体的なトーンやスタイルを指示しながら、説明の範囲も明確にしています。
総合評価：
7/10
ユニークなアプローチですが、具体性や目的の明確さを少し追加すると、もっと期待に沿った回答が得られやすくなるでしょう！

2) Prompt Engineer

　プロンプト作成をサポートしてくれたり、プロンプトの改善を依頼することができます。

プロンプト

医者が医学論文を早く理解するために、要約するプロンプトを作ってください。日本語で解説・作成お願いします。

生成AIの出力

医者が医学論文を早く理解するための要約を生成するプロンプトを作成するには、以下の要素を考慮することが重要です。医学論文は通常、専門用語や複雑な内容が含まれるため、要約の際には情報を的確に抽出しつつも簡潔にまとめる必要があります。

目標:
論文の主要な結論、目的、方法、結果を簡潔に要約するプロンプトを作成すること。

プロンプト作成例:
以下は、医者が医学論文を素早く理解するために、AIに論文の要約を生成させるためのプロンプト例です。

プロンプト:
「次に提示する医学論文の要約を作成してください。要約は以下の4つの要素にフォーカスしてください：1．研究の目的　2．使用された研究方法　3．主な結果　4．結論。要約は専門的かつ簡潔なスタイルで、最大300文字で書いてください」
文献内容: ［論文の内容やテキストをここに入力］

解説:
1．**具体性と簡潔さ**：プロンプトでは、要約に必要な要素を具体的に指定しています。これにより、モデルが重要なポイントを見逃すことなく、簡潔にまとめることができます。
2．**分野に特化**：医学に特化したプロンプトのため、必要な要素（目的、方法、結果、結論）を

第2章-8　おすすめGPTs　　97

指定することで、専門的な情報を効率よく抽出できます。

3．**文字数制限**：300文字の制限を設けることで、読みやすく短時間で内容を把握できる要約を生成します。

このプロンプトは、医者が忙しい時間の中で迅速に重要な情報を得られるようにデザインされています。

3. 日常業務系

1）Email GPT

メール返信の文例を作ってくれるGPTになります。

プロンプト

せっかくの食事のお誘いを断るメールの文例をください

生成AIの出力

食事のお誘いを断る際のメールの文例を、丁寧かつ感謝の気持ちを込めた形でご提案いたします。

件名：お食事のお誘いについて

〇〇様

お世話になっております。お誘いいただき、誠にありがとうございます。お声がけいただいたことを大変嬉しく思っております。

ただ、残念ながら当日は先約がございまして、今回のお食事会には参加が難しい状況です。せっかくの機会にご一緒できず、大変心苦しい限りです。

また別の機会にお時間をいただけましたら、ぜひご一緒させていただければ幸いです。改めてお誘いいただき、ありがとうございました。

引き続き、どうぞよろしくお願いいたします。

敬具

（あなたの名前）

このように、相手の気持ちに感謝しながら、やむを得ない理由で断る場合でも誠意が伝わるような内容にすることがポイントです。

4. 画像、イラスト関係

1) DALL-E

画像の生成に特化したGPTです。チャットの上部にどのような条件を足すのかのガイドをつけてくれているために入力がやりやすいです。

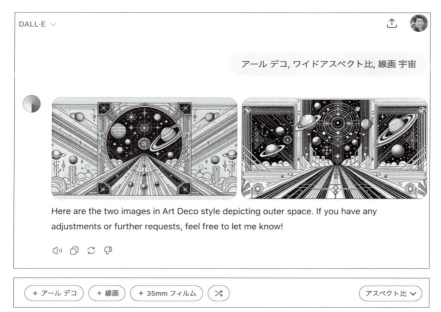

2) image generator

こちらも画像を出力するGPTです。シンプルなワードの入力だけで、美しい画像を出力してくれることが特徴です。

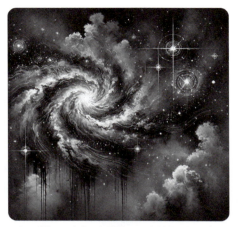

まとめ

ここにあげた GPT はほんの一部です。ぜひ自身でも探してみてくださいね。

掲載 Web サイト
1) Consensus: AI-powered Academic Search Engine
   https://consensus.app/（2024 年 12 月閲覧）

第2章　ChatGPTの基本と原則

9 ChatGPTを使ううえでの注意点・規約・日本の法律の確認

はじめに

　ChatGPTなどの生成AIを医療者が使う際に気を付けるべきこととして、どこまで医療に利用してよいのか、という点とどこまで情報を入力してよいかという観点があります。こちらを確認していきましょう。

1. 医療利用に関しての注意点

1）ChatGPTの利用規約から

　OpenAI社の「使用に関するポリシー」（Webサイト1）のページにChatGPTの利用規約があります。こちらにはおよそ以下のような記載があります。

・Building with the OpenAI API Platformの項

　「次のような、他人の安全、幸福、権利を著しく損なう可能性のある活動を実行したり、促進したりしないでください：資格のある専門家によるレビューやAI支援の使用とその潜在的な限界の開示なしに、カスタマイズされた法律、医療/健康、または財務に関するアドバイスを提供すること」

・Building with ChatGPTの項

　「次のような、他人の安全、幸福、権利に重大な影響を及ぼす可能性のある活動を実行したり、促進したりしないでください：カスタマイズされた法律、医療/健康、ま

たは財務アドバイスの提供」

　まとめると、ChatGPTやそのAPIを利用した出力について、専門家のレビューなしに、それを根拠とした医学的な判断やアドバイスをしてはいけないということと、医学的判断を提供するようなマイGPTを作ってはいけないと書いてあります。

2）医療機器プログラムとしての該当性について

　ChatGPTのような汎用AIに関して、厚生労働省は、同省ホームページにおいて「医療機器プログラムと汎用AIの違いについて」を公表しています。ここには、「汎用AIなどのその他のプログラムは医療機器として承認・認証されたものではなく、疾病や診断の予防、治療の目的を標榜して提供することはできない」旨や、「健康状態や疾病に関する質問をした場合の回答内容を含めたその性能は、医薬品医療機器等法に基づき、その妥当性が確認されたものではない」旨が記載されています（Webサイト2, 3）。

　つまり、汎用AIを医療機器としての目的（診断、治療、予防）で使用することはできない、となります。

　ChatGPTなどの汎用AIの出力をそのまま診療の判断に使うことはあってはならず、「一般論として、こうした症状のときにどのような病気が考えられるか」など専門家が参考にする知識を得る目的や、診療ではなく、論文検索などの学術的な勉強などに使うことなどが使用の範囲と考えられます。

2. 入力される情報の取り扱いについて

1）OpenAI社のページを確認

　OpenAI社の「データコントロールに関するFAQ」（Webサイト4）を確認しますと、「Improve the model for everyone」を「off」にすることで、入出力データはトレーニングに使われないと記載がされています。つまり、これが「on」であるならば、データは学習に使われます。

　「Team・EnterpriseアカウントおよびAPI使用におけるプライバシーポリシー」（Webサイト5）では、Team・EnterpriseアカウントおよびAPI使用において入出力されたデータは学習に使われない、と記載されています。

2）入力されたデータと学習について

　ChatGPTのAIの学習にデータが使われれば、学習されたデータが、直接的に

ChatGPTを通じて他社に漏洩するリスクがあります。過去には、韓国のサムスン社において機密情報がChatGPTへの入力を通じて漏洩する、というニュースがありました（Webサイト6）。

また学習に使われなくても、入力された情報そのものはOpenAI社など生成AIの運営元のサーバーにデータとして保持されることになります。この場合はChatGPTそのものを通じてほかのユーザーに情報が漏洩するわけではありませんが、運営元に何か問題があった際に情報漏洩するなどのリスクがあります。

3) ChatGPT以外の生成AIについて

Claude3、3.5シリーズでは、「プロンプトや会話をモデルのトレーニングに使用する場合があるのは、次の二つです。（1）親指を立てる/下げる機能を使用してフィードバックを送信するか、リクエストを送信して明示的に許可した場合、（2）プロンプトや会話が信頼性と安全性のレビュー対象としてフラグ付けされている場合、それらの会話を使用または分析して、使用ポリシー違反を検出して適用する能力を向上させることがあります」と記載されています。デフォルトでは学習には使われませんがフィードバックをした場合は、学習に使われる可能性があるとのことです（Webサイト7）。

Geminiでは、「The questions that you ask Gemini, including any input information or code that you submit to Gemini to analyze or complete, are called prompts. The answers or code completions that you receive from Gemini are called responses.」とあり、基本的に学習には使われないようです。

またollamaなどを利用した、ローカルLLMと呼ばれる、自身のPC上で生成AIを動かす場合においては特に学習に使われることはありません。

4) どのように気をつけたらいいのか

まずは個人情報や機密情報をそもそも入力しないことが重要です。データが学習される状態で使えば、ほかのユーザーに漏洩するリスクがありますし、そうでなくても、機密情報がOpenAI社など運営元企業のサーバーに一定期間残るために、運営元企業に問題があった際に漏洩するリスクが残ります。

学習されない、という意味では、学習されない生成AIを利用する、例えばChatGPTであれば、「Improve the model for everyone」を「off」にすることが必要です。あるいは、ChatGPTであれば、Team planやEnterprise planにすることも選択肢です。

そのほかに、APIを利用する、APIを利用して生成AIを提供するサービスを使用するなどがあります〔例：パナソニック社のパナソニックコネクト（Webサイト8）、医

療機関向けであれば、Ubie社の生成AI利用サービス（Webサイト9）、電子カルテにAIを搭載したMegaOak/iS AIメディカルアシスト（Webサイト10）など］。

　自身のPCで生成AIを動かす、いわゆるローカルLLMを使用するという手もありますが、PCの性能が高くないと性能が上がりづらい、動かす環境を構築するために少し手間がかかるという問題があります。

まとめ

　生成AIそのものを診断や治療の根拠に使うことはあってはいけません。ただし、自身の勉強や参考になるアイデアをサポートしてもらうことに利用することは妥当と考えられます。個人情報や機密情報の入力はしないように気をつけましょう。職場で使うには、APIを介したサービスなどの利用が比較的安全です。ただ、自身の職場で使うにあたっての注意点は**第2章-10**「病院でChatGPTを使うには？」の項を参照するようにしてください。

掲載Webサイト

1) OpenAI：使用に関するポリシー（2024年1月10日）
https://openai.com/ja-JP/policies/usage-policies/（2024年12月閲覧）

2) 厚生労働省：【健康・医療】医療機器プログラムについて
https://www.mhlw.go.jp/stf/seisakunitsuite/bunya/0000179749_00004.html（2024年12月閲覧）

3) 日本総合研究所：ヘルスケア事業者のための 生成AI活用ガイド（日本デジタルヘルス・アライアンス），2024
https://www.jri.co.jp/pdf/company/media/2024/0118-02/20240118-02-01.pdf（2024年12月閲覧）

4) OpenAI：Data Controls FAQ
https://help.openai.com/en/articles/7730893-data-controls-faq（2024年12月閲覧）

5) OpenAI：Enterprise privacy at OpenAI（2024年1月10日）
https://openai.com/enterprise-privacy/（2024年12月閲覧）

6) Forbes JAPAN：サムスン、ChatGPTの社内使用禁止 機密コードの流出受け（2023年5月3日）
https://forbesjapan.com/articles/detail/62905（2024年12月閲覧）

7) ANTHROPIC：I would like to input sensitive data into Free Claude.ai or Claude Pro. Who can view my conversations?
https://support.anthropic.com/en/articles/8325621-i-would-like-to-input-sensitive-data-into-claude-pro-who-can-view-my-conversations（2024年12月閲覧）

8) パナソニックグループ：パナソニック コネクトのAIアシスタントサービス「ConnectAI」を自社特化AIへと深化（2023年6月28日）
https://news.panasonic.com/jp/press/jn230628-2（2024年12月閲覧）

9) PR TIMES：Ubie、全国の病院を対象にした生成AIの新サービス（β版）の提供を開始（2024年5月2日）
https://prtimes.jp/main/html/rd/p/000000076.000048083.html（2024年12月閲覧）

10) NEC：NEC、生成AIを搭載した電子カルテシステム「MegaOak/iS」の販売を開始（2023年3月18日）
https://jpn.nec.com/press/202403/20240318_01.html（2024年12月閲覧）

第2章　ChatGPTの基本と原則

10 病院でChatGPTを使うには?

はじめに

　ChatGPTが便利だとなると仕事場で使いたくなると思います。気をつけるべき原則として、個人情報を入力してしまわない、ということが一番大きいと思います。入力され、学習された情報は、ほかのユーザーが手元で引き出せるようになる可能性があるためです。過去には会社の機密情報を入力してしまい、漏洩のリスクとなった、という事例もあります（Webサイト1）。

　病院で使う際の注意点を、主に以下のような場合に分けて記載できればと思います。
- 個人利用に留まる場合
- 研究などに利用する場合
- 病院の電子カルテデータを利用する場合

1. 個人利用に留まる場合

　機密情報や個人情報を入力しないように気をつけつつ、利用すればOKと考えます。学内・病院内で、生成AIの利用に関しての注意点がある場合にはそれを参照するようにしましょう〔例：旭川医科大学：生成AIの利用について（Webサイト2）〕。

　また、利用する端末が病院支給のスマートフォンである場合、果たしてその端末で利用していいのかどうか、は病院に確認することが必要です。機密情報や個人情報を

入力しないように気をつけることはもちろん必要です。それに加え、病院によっては「そもそも病院の情報にアクセスできるスマートフォンにアプリケーションがあることは、許容できないリスクである」と考えることもありえます。利便性と天秤にかけどこまで許容するかは病院の管理者が考えることになります。

2. 研究などに利用する場合

まず、引き続き個人情報や機密情報を入力しないことが重要ですが、未発表の研究成果や個人情報、特許出願関連情報、秘密情報等を入力しないことに特に注意が必要です。

また、生成AIを論文執筆に利用していいかどうかは、投稿雑誌のガイドライン・規程を確認することが必須です。

BMJの論文[1] によると、ランキング上位100誌のうち、87%が生成AIに関するガイドラインを提供しており、ガイドラインを提供している雑誌のうち、98%で著者として生成AIを含めることが禁止されています。また、原稿作成時に生成AIの使用を明示的に禁止している誌は1誌（1%）のみで、出版社2誌（8%）と19誌（22%）は執筆プロセス以外には言及していないと示していました。生成AIの使用を開示する際、雑誌の43%が具体的な開示基準を含んでいました。

ChatGPTなどの生成AIが使いやすい英語表現がある、という報告もあります[2, 3]。もしChatGPTを使用する場合、査読者を含む読み手には生成AIを使っていることは伝わるものだと考え、利用したことを明記するなどの対処をすることが重要です。

3. 病院の電子カルテデータを利用する場合

電子カルテで扱う文書の仕事は非常に多いため、ChatGPTなど生成AIの恩恵を受けやすい一方で、特に情報の入力に注意が必要です。個人情報や機密情報は当然入力は禁止です。

1) 電子カルテPCがインターネット接続している場合

またそもそも利用にあたって、インターネットに接続しているかどうかもポイントです。インターネットに接続している場合は、病院として生成AIのサイト利用が許されているかどうかの確認が必要です。

2) 電子カルテPCがインターネット接続していない場合

インターネットに接続していない場合は、電子カルテに生成AIが付随しているサービスを利用する（NEC社MegaOak/iSなど）、あるいはVPNなどセキュリティ強度の強い専用回線で一部WEBサービスを利用する例（Ubie社ユビーメディカルナビなど）があります。ほかには、院内のPCのパワーが非常に強力な場合には、ローカルの生成AI環境を構築するということも選択肢としてあげられます。

この場合は、病院をあげて導入するかどうかの意思決定をすることになるわけですが、それぞれ実行難易度、金銭面、利便性などが違いますので関係各所・担当者とよく話しあって決めることが重要です。

まとめ

病院でChatGPTを使う場合の注意点についてまとめました。基本的には、個人情報や未発表の情報が漏洩しないために、学習してしまう状況で使用しないということが一番重要です。また、セキュリティリスクの考え方として、そうした漏洩が起こりうる状況をそもそも作り出さない、ということが重要です。どこまでのスタッフにどれだけセキュリティに関する教育を施し、どこまでのデバイスでどこまで自由に使用可能とするか、ということを病院の管理者はきちんと考える必要があります。

文献

1) Ganjavi C, et al：Publishers' and journals' instructions to authors on use of generative artificial intelligence in academic and scientific publishing: bibliometric analysis. BMJ, 384：e077192, 2024（PMID：38296328）

2) Geng M & Trotta R：Is ChatGPT Transforming Academics' Writing Style?
https://arxiv.org/abs/2404.08627（2024年12月閲覧）

3) Liang W, et al：Monitoring AI-Modified Content at Scale: A Case Study on the Impact of ChatGPT on AI Conference Peer Reviews.
https://arxiv.org/abs/2403.07183（2024年12月閲覧）

掲載Webサイト

1) Forbes JAPAN：サムスン、ChatGPTの社内使用禁止 機密コードの流出受け（2023年5月3日）
https://forbesjapan.com/articles/detail/62905（2024年12月閲覧）

2) 旭川医科大学：生成AIの利用について
https://www.asahikawa-med.ac.jp/guide/action/generative_ai/（2024年12月閲覧）

第2章　ChatGPTの基本と原則

11 LINEでお手軽にChatGPT を試す

はじめに

　ChatGPTといわれてもそもそもPCを開く事が面倒、インターネットで調べるのが面倒などあると思います。そんな方向けに、ChatGPTを利用したLINEのボットサービスについて紹介してみたいと思います。

1. AIチャットくん

　ChatGPTが発表された際にいち早くLINEに組み込まれてリリースされ、1カ月で100万人が登録したLINE botサービス。1日の利用回数制限はあるものの無料で使えます。有料プラン月額980円 年額9,800円に切替えれば制限を解除できます（Webサイト1）。

　内容自体は、いわゆるChatGPTと変わりませんが、LINE上で気軽に使用可能です。

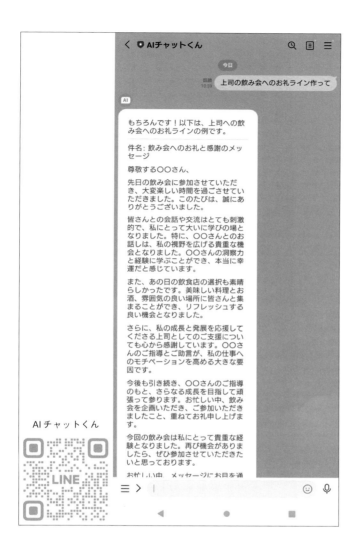

第2章-11 LINEでお手軽にChatGPTを試す 109

2. 相棒チャットくん

　こちらも無料で使えるLINE botです（Webサイト2）。色々な悩みを聞いてくれます。音声も使用可能なので、音声でやりとりしたり議事録を作るなどもできそうです。

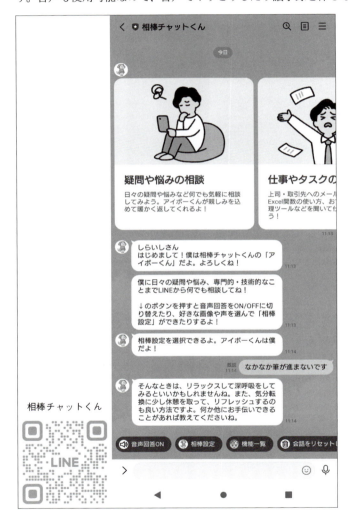

相棒チャットくん

まとめ

　ChatGPTをLINEで手軽に体験できるアカウントをいくつか紹介させていただきました。2023年には「Pubmed論文要約を毎日お届けLINE」という素晴らしいLINE botがあったのですが、アカウントの反応はなくサービス運用は停止されているようでした。自身でLINE botを作る方法については書籍の後半で説明しますので、興味がある方は自分で作ってみましょう。

掲載Webサイト

1）　LINE Official Account：AIチャットくん
　　https://page.line.me/295aqhjz（2024年12月閲覧）
2）　LINE Official Account：相棒チャットくん
　　https://page.line.me/926rtjvr（2024年12月閲覧）

第2章　ChatGPTの基本と原則

12 ChatGPT以外の生成AI：Claude

はじめに

　ChatGPTが出てきたことで生成AIが有名になりましたが、ChatGPT以外にも高性能な生成AIツールが出てきています。本項では、その一つのClaudeについて解説したいと思います。

1. Claude（クロード）とは

　アメリカのAnthropic（アンソロピック）社が提供している大規模言語モデルです。2024年3月4日に発表されたClaude3がGPT-4やGeminiUltraを超えるスコアを出したことで話題になりました。2024年6月20日にはさらに高性能で、利用コストが抑えられたClaude3.5が発表されています。ChatGPTのようにチャットボット形式やAPI形式での利用が可能です。現在は日本を含む159カ国で公開されています。

　Anthropic社は、OpenAI元幹部らがOpenAI社から独立して2021年に設立された会社です。ChatGPTを提供しているOpenAI社がMicrosoft社から多額（約100億ドル）の出資を受けているのに対し、Claudeを提供しているAnthropic社はAmazon社から多額の出資を受けています。またGoogle社やオンライン会話ツールの大手Zoom社など、有力な企業とも提携しており、その影響力の大きさが伺えます。

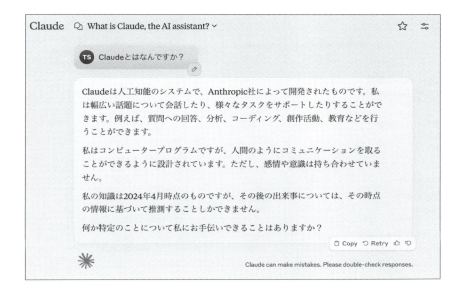

2. Claudeのモデル

　Claudeには、大きく3種類のモデルがあります。それぞれ、「Sonnet」「Opus」「Haiku」と名付けられており、生成スピードに優れているモデル、性能を重視したモデルというように得意分野がそれぞれ異なります（表1）。そして、Claude3のシリーズのなかでは、賢さにおいては、Haiku ＜ Sonnet ＜ Opusで、速さにおいてはHaiku ＞ Sonnet＞Opusとなっています。

　ただ、2024年6月20日にこのなかのSonnetについてClaude3-Sonnetの上位のClaude3.5-sonnetが出てきました（Webサイト1）。ベンチマークスコアについてはClaude3-Opusを上回り、GPT-4oに対しても多くのスコアで上回る結果となっています（図1）。

　無料版では、回数制限（5時間で約10回）ありでClaude3.5-Sonnetのみ使用可能で、有料課金をすることで、回数制限がなくなり、そのほかのモデルが使用可能です。ベンチマークスコア上はClaudeのなかでClaude3.5-Sonnetが最も賢いのですが、質問によってはClaude3-Opusのほうが賢いと感じることがあります。

表1　Claude 3.5 Sonnetモデルのパフォーマンス評価

	Claude 3.5 Sonnet	Claude 3 Opus	GPT-4o	Gemini 1.5 Pro	Llama-400b (early snapshot)
大学院レベルの推論 （GPQA, Diamond）	59.4%* 0-shot CoT	50.4% 0-shot CoT	53.6% 0-shot CoT	—	—
学部レベルの知識 （MMLU）	88.7%** 5-shot 88.3% 0-shot CoT	86.8% 5-shot 85.7% 0-shot CoT	— 88.7% 0-shot CoT	85.9% 5-shot — 	86.1% 5-shot —
コード （HumanEval）	92.0% 0-shot	84.9% 0-shot	90.2% 0-shot	84.1% 0-shot	84.1% 0-shot
多言語の数学 （MGSM）	91.6% 0-shot CoT	90.7% 0-shot CoT	90.5% 0-shot CoT	87.5% 8-shot	—
テキストに対する推論 （DROP, F1score）	87.1 3-shot	83.1 3-shot	83.4 3-shot	74.9 Variable shots	83.5 3-shot Pre-trained model
混合評価 （BIG-Bench-Hard）	93.1% 3-shot CoT	86.8% 3-shot CoT	—	89.2% 3-shot CoT	85.3% 3-shot CoT Pre-trained model
数学の問題解決 （MATH）	71.1% 0-shot CoT	60.1% 0-shot CoT	76.6% 0-shot CoT	67.7% 4-shot	57.8% 4-shot
小学校レベルの数学 （GSM8K）	96.4% 0-shot CoT	95.0% 0-shot CoT	—	90.8% 11-shot	94.1% 8-shot CoT

Webサイト1より引用

* Claude 3.5 Sonnetは5-shot CoT GPQAでmaj@32で67.2%を記録
** Claude 3.5 SonnetはMMLUで5-shot CoT promptingで90.4%を記録

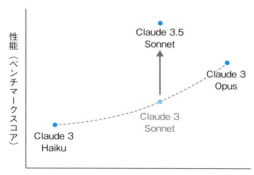

図1　Claudeのバージョンごとの性能の変遷
Webサイト2より引用

3. Claude独自の機能

1）Artifacts

　プログラムコードの作成、文書の作成、ホームページのようなデザインの作成、フローチャートなどの図表の作成（SVGファイルになります）などができます。

　注意点として、ChatGPTのAdvanced Data Analysisで使えるpythonは実行できないこと、文書の作成はできるがスライドの作成などはできないこと、があります。

　フローチャートやガントチャートをすぐかけます。以下はガントチャートの例です。

プロンプト

以下のようなガントチャートをSVGで作ってください。
入院1日目～7日目：CTRX　2g/dayを使用
入院1日目～3日目：PSL　100mg/dayを使用
入院1日目～3日目：CAM　400mg/dayを使用
入院8日目～14日目：ABPC　3g/dayを使用

生成AIの出力

はい、ご要望のガントチャートをSVGで作成いたします。このSVGは編集可能ですので、必要に応じて色や配置を調整することができます。何か変更や追加が必要な場合は、お知らせください。

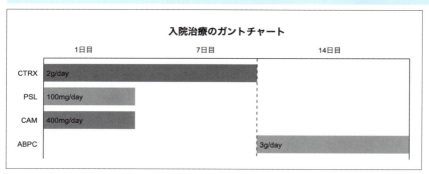

　このようなガントチャートはSVG形式になっています。プロンプトで微調整をしてもよいのですが、ある程度できあがったら、PowerPointなどで読み込んで編集しましょう。GoogleスライドではSVGが読み込み不可なので、一度Web版PowerPointで読み込んでからGoogleスライドにもっていく、というやり方になります。

　また、シューティングゲームを作ったりすることもできます。

> **プロンプト**
>
> 縦スクロールシューティングゲームを作ってください。味方はdetailのかっこいいジェット機です。敵は悪魔のアイコンです。

> **生成AIの出力**
>
> はい、縦スクロールシューティングゲームを作成しましょう。このゲームでは、プレイヤーが操作するかっこいいジェット機が、悪魔のアイコンで表される敵と戦います。React コンポーネントを使用してこのゲームを実装します。

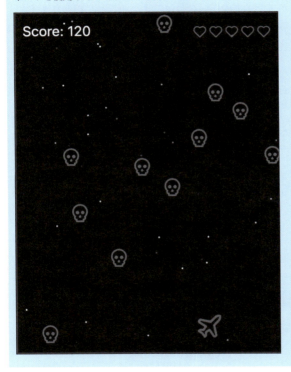

2) Projects

　こちらはマイGPTに近い機能で、指示を保管しておく・先に参考情報をアップロードしておくことでその内容を参考にして答えてくれるものです。もし、Claudeを使う際に、同じ資料をアップロードしていたり、同じプロンプトを使っている場合には設定することがおすすめです。

　また、Claudeは一度に20万トークンまで処理できる（日本語の場合はざっくり1文

字＝1トークンでイメージしてよいと思います）のでChatGPTより多くの文字数を読み込むことが可能です（ChatGPTは12万8,000トークン）。

3) analysis tool

Claude上で、Javascriptを実行することが可能な機能です。これによって、データ分析などを行ってもらうことが可能になりました（ChatGPTのAdvanced data anaysisのようなもの）。

4) Computer use

2024年10月22日に、生成AI史上初となるPCを動かせる機能「Computer use」が発表されました。β版ではありますが、設定をして指示を出すと、人間がPCを動かすようにPCのあらゆる機能を使って指示を実行してくれる機能になります。ただ、PCを使って望まぬ動作を行ってしまう可能性があります。通常に使用している範囲では簡単に設定はできず、エンジニアのような作業が必要になります。もし興味があれば私の記事（Webサイト3）にまとめていますのでご参照ください。

5) Model Context Protocol

デスクトップ版のClaudeアプリと、PC内の特定のデータベースやアプリケーションを連携して使うことができる機能です。設定されたデータベースやアプリケーションを用いて回答を作成したり、アプリケーションを実行してもらうことができます。こちらも通常に使用している範囲では簡単に設定はできず、エンジニアのような作業が必要になります。

4. Claudeにはない機能

Claudeには、Web検索をして答える機能や、Dall-Eのような画像出力をする機能はありません（2024年12月現在）。

5. Claude と GPT の比較、使い分け

　ChatGPTと比較すると、Artifacts機能はあるものの、ほかにWeb検索や画像出力ができない、という点ではまだ発展途上にみえます。ただ、定量的なデータはなく個人的な意見ですが、使っていると、日本語など文章が自然である、丁寧に返してくれるのはClaudeという印象を持ちます。また、アカデミックな出力にはClaudeがよい（Claude3.5-Sonnetももちろんよいが、Claude3-Opusが特にアカデミックな内容によい）という話を聞くこともあります。私は、論文を要約する際などにClaudeを利用しています。

　実際の出力を見比べつつ、自分の利用ケースにどれがふさわしいかを考えて決めるのがよいでしょう。

6. Claude の始め方

　Claude公式サイト（Webサイト4）にアクセスします。

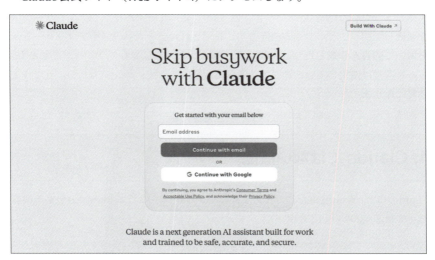

　こちらの画面で有効なメールアドレスを入力すると電話番号認証が要求されます。あるいはGoogleのアカウントを使用してアカウントを作成することもできます。ユーザー名を入力して使用開始することができます。

無料でも使用できますが、有料版にすることで、回数制限（5時間で約10回）を受けずに使用する、API機能を利用する、モデルを全て使用するということができます。

まとめ

　ChatGPTが2022年に出現し、GPT-4が2023年に出た時は、生成AIはChatGPT一強という状況でした。それが、半年や一年の間に、同等かそれ以上の機能をもつ生成AIが出てきています。現状で有名なのはChatGPTですが、ほかにも優秀な生成AIがどんどんと出てきて、個人個人のユースケースにふさわしい生成AIを選ぶという時代になってきています。Claudeは注目の生成AIの一つですので、ぜひ試しに使ってみましょう。

掲載Webサイト

1）ANTHROPIC：Claude 3.5 Sonnet Model Card Addendum
　　https://www-cdn.anthropic.com/fed9cc193a14b84131812372d8d5857f8f304c52/Model_Card_Claude_3_
　　Addendum.pdf（2024年12月閲覧）

2）ANTHROPIC：Claude 3.5 Sonnet（2024年6月21日）
　　https://www.anthropic.com/news/claude-3-5-sonnet（2024年12月閲覧）

3）Claudeの新機能「computer use」とは？
　　https://note.com/tatsuya0831/n/n885bde33650b（2024年12月閲覧）

4）Claude
　　https://claude.ai/login（2024年12月閲覧）

第2章　ChatGPTの基本と原則

13 | ChatGPT以外の生成AI：Gemini

はじめに

　ChatGPTが出てきたことで生成AIが有名になりましたが、ChatGPT以外にも高性能な生成AIツールがでてきています。本項では、その一つのGeminiについて解説したいと思います。

1. Gemini（ジェミニ）とは

　Geminiは、Googleが開発した生成AI、またそれを使ったチャットボットです。BardというAIチャットボットが2023年3月21日にローンチされ、その後、中身が生成AI「Gemini」に変わる2024年2月8日のタイミングでチャットボットの名前自体もGeminiとなりました。

　GeminiもClaudeやChatGPTと同様に、高性能モデルと高速モデルの二つがあります。高性能モデルが **Gemini-1.5-pro**、高速モデルが **Gemini-1.5-flash** です。また、執筆時点では試験運用段階になりますが、Gemini-1.5-proを上回る性能のGemini-2.0-Flash-exp、また、ChatGPTのo1シリーズのように推論時間を長くすることで精度をあげるGemini-2.0-Flash-Thinking-expというモデルがあります。

　Gemini-1.5-Proの一つ前の最高モデルGemini-1.0-Ultraの時点で、性能比較全32項目のうち30項目で、GPT-4に勝利、理数＆人文全57科目の問題集「MMLU」に

120　医師の「できたらいいな」を叶える！ChatGPT仕事革命

表1 Geminiのテキストベンチマークにおける外部比較とPaLM 2-Lとの比較

	Gemini Ultra	Gemini Pro	GPT-4	GPT-3.5	PaLM 2-L	Claude 2	Inflec-tion-2	Grok 1	LLAMA -2
MMLU 57科目の選択問題 （プロフェッショナル＆アカデミック） (Hendrycks et al., 2021a)	90.04% CoT@32* 83.7% 5-shot	79.13% CoT@8* 71.8% 5-shot	87.29% CoT@32 (via API**) 86.4% 5-shot (reported)	70% 5-shot	78.4% 5-shot	78.5% 5-shot CoT	79.6% 5-shot	73% 5-shot	68%***
GSM8K 小学校レベルの数学問題 (Cobbe et al., 2021a)	94.4% Maj1@32	86.5% Maj1@32	92% SFT& 5-shot CoT	57.1% 5-shot	80% 5-shot	88% 5-shot	81.4% 8-shot	62.9% 8-shot	56.8% 5-shot
MATH 5段階の難易度レベルと7つの分野の数学問題 (Hendrycks et al., 2021b)	53.2% 4-shot	32.6% 4-shot	52.9% 4-shot (via API**) 50.3% (Zheng et al., 2023)	34.1% 4-shot (via API**)	34.4% 4-shot	—	34.8%	23.9% 4-shot	13.5% 4-shot
BIG-Bench-Hard BIG-benchの難しいタスクのサブセット (Srivastava et al., 2022)	83.6% 3-shot	75% 3-shot	83.1% 3-shot (via API**)	66.6% 3-shot (via API**)	77.7% 3-shot	—	—	—	51.2% 3-shot
HumanEval Pythonコーディングタスク (Chen et al., 2021)	74.4% 0-shot (IT)	67.7% 0-shot (IT)	67% 0-shot (reported)	48.1% 0-shot	—	70% 0-shot	44.5% 0-shot	63.2% 0-shot	29.9% 0-shot
Natural2Code Pythonコード生成 （新しい漏洩のないホールドアウトセット）	74.9% 0-shot	69.6% 0-shot	73.9% 0-shot (via API**)	62.3% 0-shot (via API**)	—	—	—	—	—
DROP 読解力と算術 （メトリック：F1スコア） (Dua et al., 2019)	82.4 Variable shots	74.1 Variable shots	80.9 3-shot (reported)	64.1 3-shot	82 Variable shots	—	—	—	—
HellaSwag （検証セット） 常識的な選択問題 (Zellers et al., 2019)	87.8% 10-shot	84.7% 10-shot	95.3% 10-shot (reported)	85.5% 10-shot	86.8% 10-shot	—	89% 10-shot	—	80%***
WMT23 機械翻訳（メトリック：BLEURT） (Tom et al., 2023)	74.4 1-shot (IT)	71.7 1-shot	73.8 1-shot (via API**)	—	72.7 1-shot	—	—	—	—

* モデルは k ＝ 8 または 32 のサンプルで Chain of thought を生成します。検証スプリットに基づいて選択されたしきい値を超えるコンセンサスがある場合、この回答を選択し、そうでない場合は greedy sample に戻ります。詳細な分析は付録 9.1 にあります。
** 2023 年 11 月に API 経由で自己収集された結果。
*** Touvron et al.（2023b）の報告からの浄化数値を使用し、浄化された Gemini モデルとの最も関連性の高い比較としています。
Web サイト 1 より引用

表2 2月リリースのGemini 1.5 ProおよびGemini 1.0ファミリーと比較した
Gemini 1.5 Proの勝率

Gemini 1.5 Pro	1.5 Proに対して（2月）	1.0 Proに対して	1.0 Ultraに対して
長文コンテキストテキスト、ビデオ&オーディオ	変更なし	32kから10Mトークンまで	32kから10Mトークンまで
コア機能	勝率：78.1%（25/32ベンチマーク）	勝率：88.0%（44/50ベンチマーク）	勝率：77.8%（35/45ベンチマーク）
テキスト	勝率：78.6%（11/14ベンチマーク）	勝率：95.8%（23/24ベンチマーク）	勝率：84.2%（16/19ベンチマーク）
画像入力	勝率：92.3%（12/13ベンチマーク）	勝率：95.2%（20/21ベンチマーク）	勝率：85.7%（18/21ベンチマーク）
音声入力	勝率：80%（4/5ベンチマーク）	勝率：60%（3/5ベンチマーク）	勝率：40%（2/5ベンチマーク）

Webサイト2より引用

て専門家に勝利している性能です（表1）。そして、Gemini-1.5-Proは多くの点で
Gemini-1.0-Ultraに勝っているということがGoogleからの報告でわかっています（表
2）。つまり、Gemini-1.5-Proは現時点で最高レベルの性能をもつ生成AIの一つと言
えます。

　また2024年12月に登場したGemini-2.0-Flash-Experimentalは、かなり多くのス
コアでGemini1.5Proを上回っています（表3）。Gemini-2.0-Flash Thinkingは
Googleからのレポートはありませんが、チャットボットアレーナという生成AIの性
能比較サイトなどで好成績を示しています（Webサイト4）。

2. Geminiの特徴

　テキスト以外のファイルなどに対応（マルチモーダル）しており、音声、動画など
の認識に優れています。

　またそれを可能にする背景として、200万トークンという圧倒的なデータ量の入力
が可能である、ということがあげられます。動画ですと約2時間、文庫で10〜20冊
（1冊10万文字ほどとして）ほどのデータ量を入力できます。（ChatGPTが12万8,000
トークン、Claudeが20万トークン）

　他に、ChatGPTと同様にpythonコードの実行が可能であり、Web検索を組み合わ
せてのテキスト生成も可能です。

表3 Gemini 2.0 Flash Experimentalのスコア

能力	ベンチマーク	説明	Gemini 1.5 Flash 002	Gemini 1.5 Pro 002	Gemini 2.0 Flash Experimental
一般	MMLU-Pro	より難易度の高いタスクを含む、複数の科目にわたる質問を含む人気のMMLUデータセットの強化バージョン	67.30%	75.80%	76.40%
コード	Natura12Code	Python、Java、C++、JS、Goにわたるコード生成。HumanEvalに似たデータセットを保持、ウェブ上には漏れていない	79.80%	85.40%	92.90%
	Bird-SQL（Dev）	自然言語の質問を実行可能なSQLに変換するベンチマーク	45.60%	54.40%	56.90%
	LiveCode-Bench（Code生成）	Pythonでのコード生成。より最近の例をカバーするコード生成サブセット	30.00%	34.30%	35.10%
事実性	FACTS Grounding	ドキュメントや多様なユーザーリクエストに基づいて事実に基づいた正確な応答を提供する能力。内部データセットを保持	82.90%	80.00%	83.60%
数学	MATH	挑戦的な数学の問題（代数、幾何学、微積分などを含む）	77.90%	86.50%	89.70%
	HiddenMath	競技レベルの数学の問題。専門家が作成し、ウェブ上には漏れていないAIME/AMCに似たデータセットを保持	47.20%	52.00%	63.00%
推論	GPQA（diamond）	生物学、物理学、化学の分野の専門家が書いた挑戦的な質問のデータセット	51.00%	59.10%	62.10%
長文コンテキスト	MRCR（1M）	新しい診断長文理解評価	71.90%	82.60%	69.20%
画像	MMMU	多分野の大学レベルのマルチモーダル理解と推論の問題	62.30%	65.90%	70.70%
	Vibe-Eval（Reka）	日常の挑戦的な例でのチャットモデルにおける視覚的理解。評価にはGemini Flashモデルを使用	48.90%	53.90%	56.30%
音声	CoVoST2（21 lang）	自動音声翻訳（BLEUスコア）	37.4	40.1	39.2
映像	EgoSchema（test）	複数のドメインにわたるビデオ分析	66.80%	71.20%	71.50%

Webサイト3より引用

3. Gemini と GPT の比較、使い分け

　なんといってもその圧倒的な入力可能データ量が差別化ポイントとなります。複数のPDFドキュメントを読み込ませたい、ある程度以上長い動画を扱いたい場合にはGemini一択となります。

　賢さはGPT-4oやClaude-3.5-sonnetと大きな遜色はありませんが、個人的な感覚としては、批判的なレビューを行うなどの場合にはGeminiのほうが厳しくみてくれる（GPTやClaudeだと優しすぎる）ような印象をもつときがあります。

　またGeminiはGoogleのサービスですので、今後、Gmail、Googleスプレッドシート、Googleスライドなどとも連携が進んでいき、よりGoogleのサービスが使いやすくなっていくことも期待されます。

4. Gemini のはじめ方

　Gemini公式サイト（Webサイト5）にアクセスします。
　Googleアカウントでログインすることで使用を開始できます。

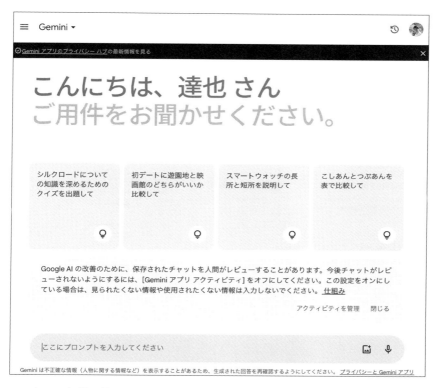

　こちらは無料で使用できますが、Gemini-1.5-proを使うのかGemini-1.5-flashを使って回答するかは、Gemini側で自動で判定されます。なので使用モデルを選ぶことができません。

　もし使用モデルを選びたい場合は、Google AI Studio（Webサイト6）のページから使用するようにしましょう。

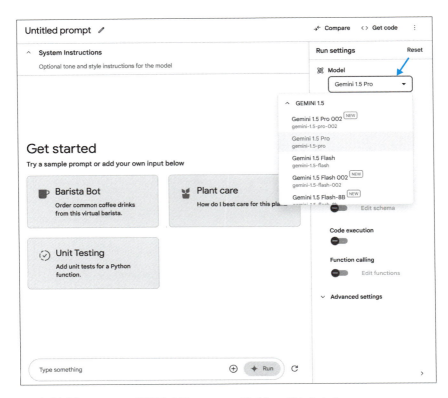

画面右側にModelの選択などセッティングパネルがあります。

● 有料版について

GoogleにGoogle One AIプレミアムというプランがあります。Google One AIプレミアムでは、Gemini Advancedが利用可能になり、GoogleDriveの容量が2TBになり、GmailやGoogleドキュメントなどでGeminiが使用可能になります。

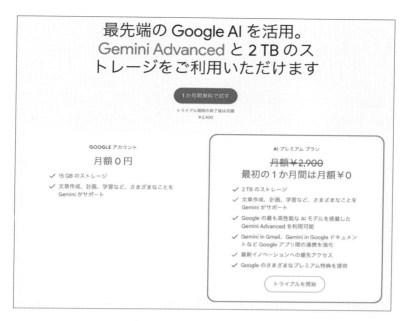

Gemini Advancedの大きな特徴として「Deep Research」機能があげられます。

こちらは、調査したい内容を書いて送信すると、Google上の多くのサイトを検索し、引用つきでレポートの作成、回答を行ってくれるという機能になります。

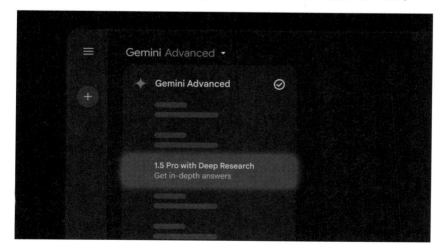

第2章-13 ChatGPT以外の生成AI：Gemini　　127

まとめ

　ChatGPTが2022年に出現し、GPT-4が2023年に出たときは、生成AIはChatGPT一強という状況でした。それが、半年や一年の間に、同等かそれ以上の機能をもつ生成AIが出てきています。現状で有名なのはChatGPTですが、ほかにも優秀な生成AIがどんどんと出てきて、個人個人のユースケースにふさわしい生成AIを選ぶという時代になってきています。Geminiは注目の生成AIの一つですので、ぜひ試しに使ってみましょう。

掲載Webサイト

1) Google DeepMind：Gemini: A Family of Highly Capable Multimodal Models
https://storage.googleapis.com/deepmind-media/gemini/gemini_1_report.pdf（2024年12月閲覧）

2) Google DeepMind：Gemini 1.5: Unlocking multimodal understanding across millions of tokens of context（Gemini Team, Google）
https://storage.googleapis.com/deepmind-media/gemini/gemini_v1_5_report.pdf（2024年12月閲覧）

3) Introducing Gemini 2.0: our new AI model for the agentic era
https://blog.google/technology/google-deepmind/google-gemini-ai-update-december-2024/#ceo-message（2024年12月閲覧）

4) Chatbot Arena
https://lmarena.ai/?leaderboard（2024年12月閲覧）

5) Google：Geminiと話してアイデアを広げよう
https://gemini.google.com/（2024年12月閲覧）

6) Gemini API：Google AI Studio
https://ai.google.dev/aistudio（2024年12月閲覧）

第3章 医療現場に活かす

1 手持ちの資料検索を加速する NotebookLM

はじめに

生成AIに「自分自身が今まで貯めてきた資料を元にして回答してほしい、病院内にあるマニュアルに沿って回答してほしい」など思うことはありませんか？

そんなときに、「与えられた資料から、適切な回答を返してくれる」NotebookLMが有用です。

1. NotebookLMとは

NotebookLM（Webサイト1）は、Googleが提供する生成AIサービスで、ユーザーのメモ書きやアップロードした資料を基に情報を整理し、質問に答えることができるノートアプリです。

2. NotebookLMの使い方

1）サイトにアクセスし、Googleログインをする

https://notebooklm.google.com/ にアクセスするとGoogleログインを求められるの

でログインをします。無料で利用可能（執筆時）であり、特に支払い方法などの登録は必要ありません。

2）「新しいノートブック」を作成しファイルを読み込む

「新しいノートブック」を作成し、読み込ませるファイルを選択します。Googleドキュメント、PDF、テキストファイル、Googleスライド、WebサイトのURLなど、さまざまな種類のファイルをアップロードできます。URLやGoogleドキュメント、Googleスライドを参照する際は、情報の更新が同期されます。

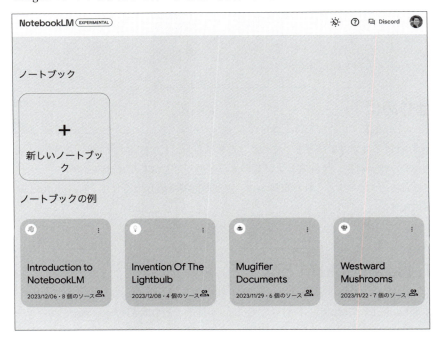

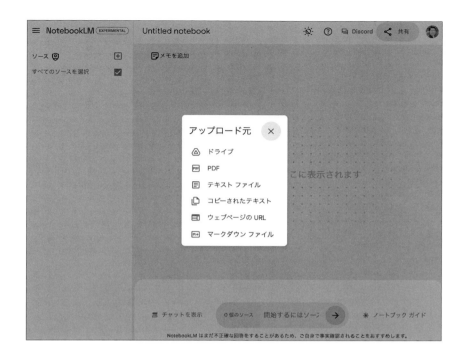

第3章-1 手持ちの資料検索を加速するNotebookLM　　131

3）読み込んだ書類を元に回答してくれる

質問をするとチャット形式で、読み込んだ書類を元に回答してくれます。

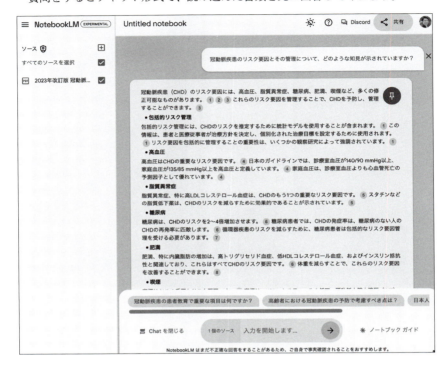

4）回答の根拠を示してくれる

回答の数字番号を押すと、書類のどこを参照したのかを確認できます。

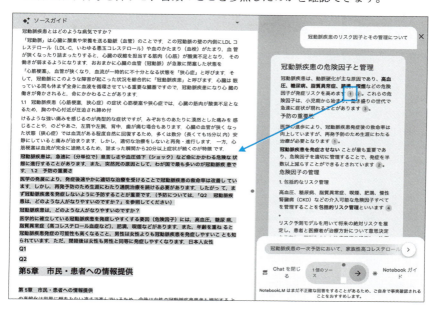

5）入力された情報をポッドキャストのような形式で聞く

　「ノートブックガイド」の中に「詳細な会話」というボタンがあり、こちらの「生成」を押すと、会話形式で内容を話してくれます。ポッドキャストのように、内容を「ながら聞き」で勉強することが可能です。なお2024年9月において、生成した音声は英語でした。多言語の対応はこれからかもしれません。

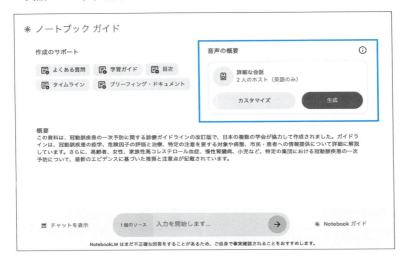

6）表形式でまとめて出力することも可能

　指示することで、以下のように表形式として出力することができます。発表などの際の要約資料を簡単に作ることができます。

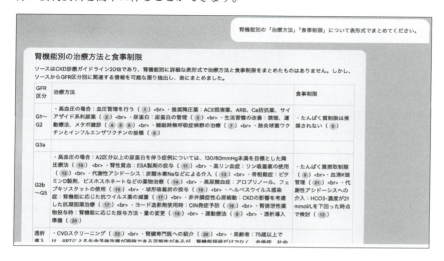

3. どれだけの文書を参照できるか

　執筆時点では49個までの書類設定の制限があります。こちらは今後改善していくと思われます。

4. ChatGPTのGPTsとの違い

　ChatGPTにはGPTsというカスタムチャットボットを作成できる機能があります。GPTsとNotebookLMは似ていますが、明確な違いがあります。GPTsでは、大きく分けて以下の3つを設定することができます。

1）Instructions

　ChatGPTにどう振舞ってほしいかを固定で指示できます。NotebookLMにはこの

設定はありません。

2) Knowledge

　ChatGPTに覚えさせたい知識を設定することができます。ただし、ChatGPTはファイルアップロードには対応していますが、URL参照は限定的です。また複数ファイルに対応していません。NotebookLMはこの機能がメインです。

3) Actions

　API連携してほかのアプリケーションとの情報の受け渡しができます。NotebookLMにはこの機能はありません。

　またNotebookLMは、多くの文章量を読み込むことができるGoogleの生成AI「Gemini Pro」（執筆時点）が搭載されているため、多くの書類の内容を参照することが可能です。

　まとめると、NotebookLMは「知識の設定と検索」部分に特化したサービスであり、多くの書類を設定して、参照しながら回答してもらうことに特化しています。

---

5. 情報は漏れないのか

　以下の画像の通り、NotebookLMにおいて、AIに登録したデータは学習には利用されないとのことですが、サービス改善目的で人間のレビュアーが資料や回答を確認することはあるとのことです。

プライバシー

以下の通知とプライバシー ポリシーでは、NotebookLM とやり取りする際に Google がデータをどのように取り扱うかを説明しています。

あなたの個人データは、 NotebookLM のトレーニングには使用され**ません**。トラブルシューティング、不正使用への対処、またはフィードバックに基づく改善を行うために、人間のレビュー担当者がクエリ、アップロード、およびモデルの応答を確認する場合があります。人間のレビュー担当者に見られたくない情報は送信しないでください。

---

6. 特にどういったときに使うのか

　NotebookLMは与えられた情報に記載されていること以外には基本的に答えない傾向がありますので、ほかの情報に惑わされずに資料のことを勉強したい、あるいは資料の内容をまとめたいときなどに有用です。2024年9月には、前述の通り入力された情報について音声出力が可能になり、ポッドキャストのような形で内容を勉強することが可能となりました。また、参照したい文献から、「概要・診断・検査・治療について表形式でまとめて」などお願いすると、ある程度まとめてくれますので、勉強会の資料作成に有用です。

まとめ

　NotebookLMでは多くの文書を登録、参照して回答することに特化しています。実験的なサービス（執筆時点）であり、登録できる文章量や機能はこれから改善されていくと考えられます。

掲載Webサイト

1）　Google NotebookLM
　　　https://notebooklm.google.com/（2024年12月閲覧）

第3章　医療現場に活かす

2 難しい病気の説明をAIと考えてみる

はじめに

　実際に患者さんに病気を説明するとき、どのように説明すればわかりやすいのか、ChatGPTと一緒に考えてみましょう。

1. 気管支喘息の場合

　コモンな病気のなかでも、患者にわかりやすく説明するのがそこそこ難しい病気、といえば気管支喘息かなと思ったので、気管支喘息で試してみました。

プロンプト

気管支喘息について、わかりやすく説明してください

生成AIの出力

気管支喘息（きかんしぜんそく）は、気道が炎症を起こし、狭くなったり、過剰な粘液が分泌されたりすることで、呼吸が困難になる慢性の病気です。以下に、その特徴と管理方法について説明します。

特徴

1. **症状**：喘息の症状には、咳、喘鳴（ゼーゼー、ヒューヒューといった音がする呼吸）、胸の圧迫感、息切れなどがあります。これらの症状は夜間や早朝に悪化することが多いです。

2. **トリガー**：喘息の発作を引き起こす要因（トリガー）には、アレルゲン（花粉、ダニ、カ

ビ、動物の毛など）、運動、寒冷空気、タバコの煙、ストレスなどがあります。

3. **気道の過敏性**：喘息患者の気道は、正常な人よりも敏感であり、少しの刺激でも過剰に反応します。これにより、気道が狭くなり、呼吸が困難になります。

原因

喘息の正確な原因はまだ完全には解明されていませんが、遺伝的要因と環境要因が関係しています。家族に喘息やアレルギー疾患を持つ人がいる場合、喘息になるリスクが高まります。

治療と管理

喘息の管理と治療には、以下のような方法があります。

1. **薬物療法**：
   - **吸入ステロイド**：炎症を抑えるための基本的な治療薬です。
   - **短時間作用型β2刺激薬（SABA）**：発作時に使用する即効性の薬で、気道を広げて呼吸を楽にします。
   - **長時間作用型β2刺激薬（LABA）**：吸入ステロイドと併用して、長時間にわたって気道を広げる薬です。
2. **環境管理**：トリガーを避けるための対策として、アレルゲンを除去する、室内の空気を清潔に保つ、タバコの煙を避けるなどがあります。
3. **自己管理**：自分の喘息の症状やトリガーを理解し、発作を予防するための計画を立てることが重要です。喘息日誌をつけて症状やピークフローメーターの測定値を記録するのも有効です。

日常生活での注意点

- 定期的な医師の診察を受ける
- 予防接種（インフルエンザや肺炎球菌ワクチン）を受ける
- 適度な運動を行う（医師の指導のもとで）
- ストレスを管理する

喘息は完治する病気ではありませんが、適切な治療と管理によって症状をコントロールし、普通の生活を送ることができます。医師と相談しながら、自分に合った治療法を見つけることが重要です。

わかりやすくまとめてくれている…とは思いますが、もう一段わかりやすくシンプルにできないか試してみましょう。

プロンプト

気管支喘息について、高校生でも理解できるくらいわかりやすく説明してください

生成AIの出力

もちろんです！ 気管支喘息（きかんしぜんそく）について簡単に説明しますね。

気管支喘息とは？

気管支喘息は、気道（息を吸ったり吐いたりする管）が炎症を起こして狭くなる病気です。その結果、息苦しさや咳、ゼーゼーといった音がします。

第3章-2 難しい病気の説明をAIと考えてみる　139

主な症状

◆ 息苦しさ：息を吸ったり吐いたりするのが難しくなります。

◆ 咳：特に夜や早朝に多く見られます。

◆ 喘鳴（ぜんめい）：息をするときにゼーゼー、ヒューヒューといった音がします。

発作のきっかけ

気管支喘息の発作を引き起こす原因はいくつかあります。

◆ アレルゲン：ホコリや花粉、動物の毛など。

◆ 運動：特に寒い空気の中での運動。

◆ 風邪：呼吸器の感染症。

◆ ストレス：精神的な緊張や不安。

治療方法

◆ 吸入薬：気道を広げる薬を吸入します。発作を防ぐための薬や発作が起きたときに使う薬が
　あります。

◆ 内服薬：錠剤やシロップなどの飲み薬も使われます。

◆ 環境改善：アレルゲンを減らすために、部屋を清潔に保ったり、ペットを避けたりします。

日常生活の注意点

◆ 定期的に医師の診察を受ける。

◆ 吸入薬や内服薬を正しく使う。

◆ 発作の原因となるものを避ける。

気管支喘息は正しい治療と管理をすることで、ほとんどの人が日常生活を普通に送ることがで
きます。症状があるときは、我慢せずに早めに医師に相談することが大切です。

　　かなり言い回しはシンプルになった気がします。もし追加でよくわからないことが
あれば聞いておきましょう。

プロンプト

どうして気道が炎症を起こすと狭くなるの？

生成AIの出力

気道が炎症を起こすと狭くなる理由をわかりやすく説明しますね。

気道の構造

気道は、空気を肺に運ぶ管です。気道の内側には、粘膜という柔らかい組織があり、その下に
筋肉や血管があります。

炎症が起こるとどうなるか？

1．粘膜が腫れる：

◆ 炎症が起きると、気道の粘膜が腫れます。これは、炎症によって血液がたくさん集まるから
　です。腫れた粘膜が気道を狭くします。

2．粘液が増える：

◆ 炎症があると、気道の粘膜から粘液がたくさん分泌されます。これも気道を狭くし、呼吸を
　しにくくします。

3. 筋肉が収縮する:

◆ 気道の周りには平滑筋という筋肉があります。炎症があると、この筋肉が収縮（きつくなる）します。これによって気道がさらに狭くなります。

まとめ

◆ **粘膜の腫れ、粘液の増加、筋肉の収縮**の三つが主な原因です。

◆ これらが一緒に起こると、気道が狭くなり、息苦しさや喘鳴（ゼーゼー、ヒューヒュー）の原因になります。

これらの反応は、体が異物や刺激から自分を守るための防御反応ですが、喘息の場合は過剰に反応してしまい、呼吸が難しくなります。

また、これらの内容をファイルにすることも可能です。

プロンプト

これらの内容を合わせて、患者に説明する資料としてドキュメントファイルに出力してください

生成AIの出力

気管支喘息についての説明資料を作成しました。以下のリンクからダウンロードできます。
気管支喘息の説明資料をダウンロード

気管支喘息について
気管支喘息（きかんしぜんそく）について簡単に説明します。

気管支喘息とは？
気管支喘息は、気道（息を吸ったり吐いたりする管）が炎症を起こして狭くなる病気です。その結果、息苦しさや咳、ゼーゼーといった音がします。

主な症状
- 息苦しさ：息を吸ったり吐いたりするのが難しくなります。
- 咳：特に夜や早朝に多く見られます。
- 喘鳴（ぜんめい）：息をするときにゼーゼー、ヒューヒューといった音がします。

発作のきっかけ
気管支喘息の発作を引き起こす原因はいくつかあります。
- アレルゲン：ホコリや花粉、動物の毛など。
- 運動：特に寒い空気の中での運動。
- 風邪：呼吸器の感染症。
- ストレス：精神的な緊張や不安。

治療方法
- 吸入薬：気道を広げる薬を吸入します。発作を防ぐための薬や発作が起きたときに使う薬があります。
- 内服薬：錠剤やシロップなどの飲み薬も使われます。
- 環境改善：アレルゲンを減らすために、部屋を清潔に保ったり、ペットを避けたりします。

日常生活の注意点
- 定期的に医師の診察を受ける。
- 吸入薬や内服薬を正しく使う。
- 発作の原因となるものを避ける。

気管支喘息は正しい治療と管理をすることで、ほとんどの人が日常生活を普通に送ることができます。症状があるときは、我慢せずに早めに医師に相談することが大切です。

「気管支喘息についてのわかりやすい図はありますか？」で依頼すると以下のような簡単な図を作成してもらうこともできます。なおそのままだと図の中の言葉は文字化けするので、その際はフォントのファイルを一緒にアップロードすることが必要です。

プロンプト

[NotoSansJP-VariableFont_wght.ttf]
図の中の表現が文字化けしているのでこちらのフォントを使ってください

生成AIの出力

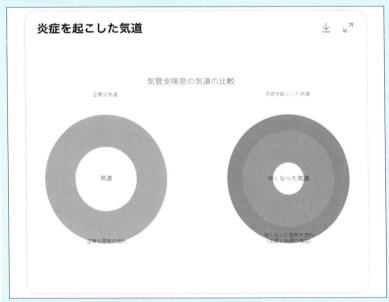

文字化けを修正した図を作成しました。以下のリンクからダウンロードできます。
気管支喘息の気道比較図をダウンロード

2. 心筋梗塞の場合

　緊急時にわかりやすく説明する必要にせまられる病気を考えてみようと思い、心筋梗塞で試してみました。

プロンプト

心筋梗塞について、高校生でも理解できるくらいわかりやすく説明してください

生成AIの出力

心筋梗塞（しんきんこうそく）とは、心臓にある筋肉（心筋）に血液が十分に届かなくなる病気です。心臓は血液を全身に送り出すために働いていますが、その心臓の筋肉にも酸素と栄養が必要です。これを供給しているのが冠動脈（かんどうみゃく）という血管です。

どうして心筋梗塞が起こるのか？

心筋梗塞の主な原因は、冠動脈が詰まってしまうことです。冠動脈が詰まる理由の1つは、動脈硬化（どうみゃくこうか）という状態です。これは、血管の内側に脂肪やコレステロールがたまり、血管が狭くなったり硬くなったりすることを指します。狭くなった血管に血の塊（血栓、けっせん）ができてしまうと、血液の流れが止まってしまい、心筋に酸素が届かなくなります。

症状はどんなもの？

心筋梗塞の症状としては、胸の中央部に強い痛みや圧迫感を感じることが多いです。この痛みは、腕や肩、首、背中にも広がることがあります。また、息切れ、冷や汗、吐き気、めまいなどの症状も現れることがあります。

どうすればいいのか？

心筋梗塞が疑われる場合は、すぐに救急車を呼ぶことが重要です。心筋梗塞は時間が経つほど心筋のダメージが大きくなるため、早急な治療が必要です。

予防するには？

心筋梗塞を予防するためには、以下のような生活習慣が大切です：
- バランスのよい食事を心がける
- 定期的に運動する
- タバコを吸わない
- 適切な体重を維持する
- ストレスをうまく管理する

これらの対策を心がけることで、動脈硬化を防ぎ、心筋梗塞のリスクを減らすことができます。心筋梗塞は命にかかわる病気ですが、正しい知識と予防策をもつことで、そのリスクを大幅に減らすことができます。

わかりやすいですが、今まさに心筋梗塞を起こしている患者の場合にはもう少しシンプルに早く理解できるようにしたいところです。

プロンプト

心筋梗塞の患者に、心筋梗塞という診断で、危険で治療が必要ということを高校生でも理解できるくらいわかりやすく、そしてシンプルに説明してください

生成AIの出力

心筋梗塞（しんきんこうそく）とは、心臓の筋肉に血液が行き渡らなくなる病気です。これは

第3章-2 難しい病気の説明をAIと考えてみる　143

非常に危険な状態で、すぐに治療が必要です。

シンプルな説明

1. 心筋梗塞とは何か？
◆ 心臓の筋肉に血液が届かなくなる病気です。
◆ 血液が届かないと、心臓の筋肉がダメージを受けます。
2. なぜ危険なのか？
◆ 心臓は血液を全身に送るポンプの役割をしています。
◆ 血液が届かない部分の心筋は死んでしまうことがあり、心臓がうまく働かなくなります。
◆ 最悪の場合、命にかかわることがあります。
3. どうすればいいのか？
◆ すぐに治療が必要です。
◆ 病院で血管の詰まりを解消する処置や薬を使って治療します。
心筋梗塞は放置すると危険な病気ですので、早急に医師の治療を受けることが大切です。

　かなりシンプルでわかりやすくなった気がします。実際には説明する暇が全くない場合もありますが、多少でも時間がある場合はこのくらい伝えられるとわかりやすいかもしれませんね。

3. 敗血症の場合

　イメージがつきづらいがしっかり説明が必要な病気を考えてみようと思い、敗血症で試してみました。

プロンプト

敗血症について、高校生でもわかるように説明してください。

生成AIの出力

敗血症（はいけつしょう）は、体の中で感染症がひどくなりすぎて、全身に広がってしまう病気のことです。この病気はとても危険で、すぐに治療しないと命にかかわることもあります。

敗血症の流れ

1. 感染症の発生：細菌やウイルスなどの病原体が体内に入り、感染症が起こります。例えば、傷口が汚れて細菌が入ることがあります。
2. 免疫反応：体の免疫システムが感染症と戦おうとします。このとき、体は炎症（えんしょう）を起こして病原体を退治しようとします。
3. 過剰な反応：しかし、時には免疫反応が強すぎて、自分の体にまでダメージを与えてしまいます。これが敗血症です。

主な症状

◆ 高熱や低体温

- 速い脈拍
- 息切れ
- 疲れやすい
- 意識がぼんやりする、混乱する

なぜ危険なのか？

敗血症になると、全身の臓器がうまく働かなくなることがあります。例えば、心臓や肺、腎臓（じんぞう）などが影響を受けると、命にかかわる重大な状態になります。

敗血症の原因

- 手や足の傷からの感染
- 肺炎（はいえん）
- 尿路感染症（にょうろかんせんしょう）
- 腹膜炎（ふくまくえん）

予防と治療

- 予防：手洗いや傷の清潔を保つことが大切です。ワクチンを受けることも効果的です。
- 治療：早期に病院で治療を受けることが必要です。抗生物質（こうせいぶっしつ）などの薬を使って感染症を治療し、体の炎症を抑える治療が行われます。

敗血症は早期発見と早期治療が鍵です。少しでもおかしいと感じたら、すぐに医師に相談することが大切です。

わかりやすいですが、よく考えたら敗血症くらい重症な病気だと、本人より家族を相手に説明するかもしれません。

プロンプト

いま敗血症でICUに入室している患者の家族に、敗血症とはどういう病気か、高校生でもわかるように説明してください。

生成AIの出力

敗血症（はいけつしょう）について、高校生でもわかるように説明します。

敗血症とは

敗血症は、体の中で感染症が広がりすぎて、全身に大きな影響を与える病気です。体が感染症と戦おうとして免疫反応を起こしますが、時にはその反応が強すぎて自分の体にまでダメージを与えてしまうことがあります。これが敗血症です。

主な原因

- 手や足の傷から細菌が入る
- 肺炎（はいえん）
- 尿路感染症（にょうろかんせんしょう）
- 腹膜炎（ふくまくえん）

症状

- 高い熱が出る、または体温が低くなる
- 脈拍が速くなる

第3章-2 難しい病気の説明をAIと考えてみる　145

- 息切れがする
- 疲れやすくなる
- 意識がぼんやりする、混乱する

なぜ危険なのか？

敗血症は体の重要な臓器（心臓、肺、腎臓など）に影響を与え、これらの臓器が正常に働かなくなることがあります。この状態が続くと、命に関わることもあるため、とても危険です。

ICU での治療

現在、ご家族の方は ICU（集中治療室）で治療を受けています。ICU では、次のようなことが行われます：

- 感染症の治療：抗生物質（こうせいぶっしつ）などの薬で細菌を退治します。
- 臓器のサポート：心臓や肺などの臓器がしっかり働くようにサポートします。
- 状態の監視：常に患者さんの状態を監視し、必要に応じてすぐに対応します。

まとめ

敗血症は体の中の感染症が広がりすぎて全身に影響を与える病気です。特に重症の場合は ICU での治療が必要です。ご家族の方が受けている治療は、命を守るためにとても重要ですので、医療チームの指示に従って治療を続けることが大切です。

ご不安やご心配なことがあれば、医療スタッフにいつでも相談してください。私たちは全力でサポートします。

家族への寄り添いコメントを含めてかなりわかりやすく使いやすいものができたように思います。ただし、高校生でもわかるように、という言い回しだと「高校生でもわかるように説明します」がたまに出力されるので、もし説明資料などで使う場合は、一緒にコピーしてしまわないように注意が必要ですね。

まとめ

患者への説明力アップに ChatGPT は活用できます。普段よく説明する病気についても、ChatGPT の説明をみてみると、もっとわかりやすい表現がみつかるかもしれません。ぜひ普段の診療で目にする病気で、コモン、緊急、難易度の高い病気で試してみましょう。

なお、実際に患者さんへの説明に使用するときは、生成 AI の出力内容に誤りがないか必ず確認してから使うようにしましょう。

第3章　医療現場に活かす

3　日本語が話せない患者とのコミュニケーション

ChatGPTの活用法

はじめに

　ChatGPTは優れた翻訳機能をもち、日本語からほかの言語へ、ほかの言語から日本語へと翻訳することが可能です。またGPT-4oの登場で、ほぼ同時といえるほどの速さで音声を翻訳できるようになっています。

1. ChatGPT の具体的な活用方法

1) 日本語のテキストを翻訳してもらう

　DeepLなどテキストの同時翻訳に優れたサービスはほかにもありますが、ChatGPTもほぼ同様に翻訳の目的で使うことができます。

　また難しい薬の説明や、証明書のたたき台の作成にも使用可能です。このとき、薬の名前は一般名を使うほうが安全です。商品名は万国共通でなく、翻訳が失敗する、あるいは英語の字面になっているものの読み手に伝わらない可能性があります。

> **プロンプト**
>
> 医療情報を記載する英文証明書の雛形をdocxで作ってください。また、内容として以下の内容を英文証明書にふさわしい形で記載して入力してください。

内容

2024年8月11日から、喉の痛み、発熱症状あり。2024年8月12日に当院を受診。コロナ抗原検査陽性で、COVID-19感染症と診断。2024年8月16日までの自宅療養を必要とした。また、解熱鎮痛薬（ロキソプロフェン）で症状に対処をした。以下余白。

生成AIの出力

医療情報を記載した英文証明書の雛形を作成しました。こちらのリンクからダウンロードできます。

Medical Certificate

This is to certify that Mr./Ms. xxxxx, born on xxxxx, visited our clinic on August 12, 2024, complaining of a sore throat and fever symptoms that started on August 11, 2024.
A COVID-19 antigen test was performed and returned positive, leading to a diagnosis of COVID-19 infection.

The patient was advised to undergo home isolation until August 16, 2024.
Symptoms were managed with antipyretic and analgesic medication, specifically Loxoprofen.

This document is issued upon the patient's request for the purpose of submitting it to xxxxx.

_____

Doctor's Name: xxxxx

Clinic Name: xxxxx

Clinic Address: xxxxx

Date: August 12, 2024

　実際の雛形としては、医療機関の電話番号、印章、また雛形によっては医師の資格番号を求めているものもあるようなので、雛形は勤務先にあるものや、提出用途の雛形にあわせるようにしましょう。

　また薬や検査などの説明を英語で行う方法をChatGPTに聞いてみると、実際に説明する場合のイメージがわきやすくなるでしょう。

プロンプト

糖尿病薬、DPP-4阻害薬について、どのように英語で説明すると患者にわかりやすいですか

> **生成AIの出力**

DPP-4阻害薬について英語で患者にわかりやすく説明するために、以下のように伝えることができます：

DPP-4 Inhibitors: A Simple Explanation
"DPP-4 inhibitors are a type of medication used to treat diabetes. They help your body lower blood sugar levels by increasing the amount of insulin your body produces after meals. Insulin is the hormone that helps move sugar from your blood into your cells, where it's used for energy.
These medications work by blocking an enzyme called DPP-4. Normally, DPP-4 breaks down hormones that help increase insulin production, but by blocking this enzyme, your body can produce more insulin and keep your blood sugar levels more stable.
DPP-4 inhibitors are usually taken once a day, and they are often well-tolerated with fewer side effects compared to some other diabetes medications. However, it's important to take them exactly as prescribed by your doctor to help manage your diabetes effectively."

This explanation avoids medical jargon and focuses on the key concepts in a way that's easy to understand.

> **プロンプト**
>
> 心臓カテーテル検査の流れについて、英語でわかりやすく説明してください。

> **生成AIの出力**

Certainly! Here's a clear explanation of the procedure for a heart catheterization (also known as a cardiac catheterization) in English:

What is Heart Catheterization?
A heart catheterization is a medical procedure used to diagnose and sometimes treat certain heart conditions. It involves inserting a thin, flexible tube called a catheter into a blood vessel, usually in your arm or leg, and guiding it to your heart.

Step-by-Step Process:

1. Preparation:

* Before the Procedure: You'll be asked to refrain from eating or drinking for several hours. You might need to stop taking certain medications. When you arrive at the hospital or clinic, you'll change into a hospital gown and lie down on a special table in the catheterization lab.
* Anesthesia: A local anesthetic will be applied to numb the area where the catheter will be inserted. This is usually in your groin, wrist, or arm.

第3章-3 日本語が話せない患者とのコミュニケーション　149

2. Inserting the Catheter:

* Insertion Site: The doctor will make a small incision in the numbed area and insert a sheath (a short, hollow tube) into a blood vessel. Through this sheath, the catheter is gently guided through your blood vessels towards your heart, using X-ray imaging to guide the way.

3. Heart Examination:

* Injecting Dye (Contrast Material): Once the catheter is in place, a special dye (contrast material) is injected through it. This dye makes your blood vessels and heart chambers visible on X-ray images, allowing the doctor to see if there are any blockages or other issues.
* Taking Measurements: The doctor might measure the pressure inside your heart chambers or take blood samples to further assess your heart's condition.

4. Treatment (if necessary):

* Interventional Procedures: If the doctor finds a blockage or narrowing in your arteries, they might perform additional procedures during the catheterization, such as angioplasty (widening the artery) or placing a stent (a small mesh tube) to keep the artery open.

5. Completion:

* Removing the Catheter: Once the examination or treatment is complete, the catheter is carefully removed.
* Closing the Incision: The insertion site is then closed. This might involve applying pressure, placing a small stitch, or using a special closure device to seal the blood vessel.

6. Recovery:

* After the Procedure: You'll be taken to a recovery area where you'll need to rest for several hours. The staff will monitor your vital signs, and you'll need to lie still to ensure the incision site heals properly.
* Going Home: Depending on the specifics of your procedure, you may be able to go home the same day or might need to stay in the hospital overnight.

What to Expect:

* Discomfort: You might feel some pressure when the catheter is inserted, but the procedure itself isn't usually painful.
* Duration: The entire process typically takes 30 minutes to a few hours, depending on what's being done.

Why It's Done:

Heart catheterization helps doctors diagnose issues like coronary artery disease, heart valve problems, and heart defects. It's a crucial tool for making informed decisions about further treatment, which could include medication, surgery, or lifestyle changes.

Aftercare:

* Monitoring: Watch for any signs of complications, like excessive bleeding, swelling, or pain at the insertion site.

◆ Follow-up: Your doctor will likely schedule a follow-up appointment to discuss the results and any next steps.
This is a basic overview to help you understand what to expect during a heart catheterization.

　日本語の説明雛形がある場合には、そのテキストを入力して翻訳してもらうでもよいでしょう。英語話者のインバウンドが増えている昨今、英語の対応が一定でもできることは、個人レベルでも、医療機関レベルでもプラスに働くのではないかと思います。

2）ChatGPTを同時通訳に使う

　初期のChatGPTのモデルの場合では、音声を認識してから反応するまでに3～5秒ほどかかっていましたが、GPT-4oというモデルの登場で、反応まで0.3秒ほどと大きく短縮されました（Hello GPT-4o，Webサイト1）。

　以下の図は最近の生成AIの音声翻訳の性能比較ですが、そのなかでGPT-4oはトップクラスの性能を誇っています。

　また2024年9月25日に発表された「Advanced voice mode」という機能が搭載され、まるで人間のようにその場で聞こえたことに回答してくれるようになりました（この機能は無料版であれば月15分の制限があります）。

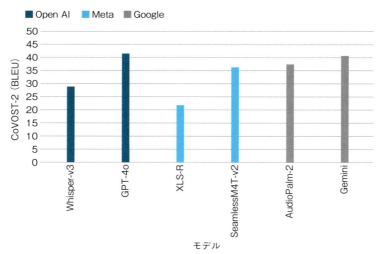

図　生成AIの音声翻訳の性能比較（大きいほど高性能）
Webサイト1より引用

・Advanced voice mode

　まず最初に、ChatGPTアプリのチャット入力欄の右側にある、音の波のようなアイコンのボタンを押します。すると、青い地球のような色の球が表示され、ChatGPTとの会話がスタートします。（最初は、音声の選択画面が表示されます。）

　ChatGPTに「あなたは同時通訳者です。日本語が聞こえれば英語に、英語が聞こえれば日本語に通訳してください」と指示を入力します。

　すると話した日本語を英語に、英語を日本語に直してくれます。たまに指示がうまく通らず翻訳してくれないときがありますが、その場合は「絶対に日本語に翻訳してください」など強めに指示をするとよいでしょう。

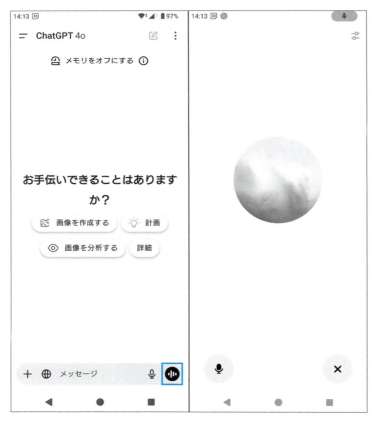

　×ボタンで会話終了すると、やりとりを確認できます。ただ、こちらの話しかけた言葉はうまくテキストになっていないこともあるので記録としては不完全なのでご注意ください。

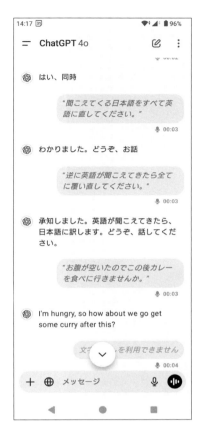

・通常の音声モード

「Advanced voice mode」でない通常の音声モードについて解説します。Advanced voice modeと比べるとリアルタイムなやりとりができないことが注意点になります。

まず最初に、ChatGPTに「あなたは同時通訳者です。日本語が聞こえれば英語に、英語が聞こえれば日本語に通訳してください」と指示を入力します。

その後に、ChatGPTアプリのチャット入力欄の右側にある、音の波のようなアイコンのボタンを押します。すると、「聞いています」と表示され、ChatGPTとの会話がスタートします。

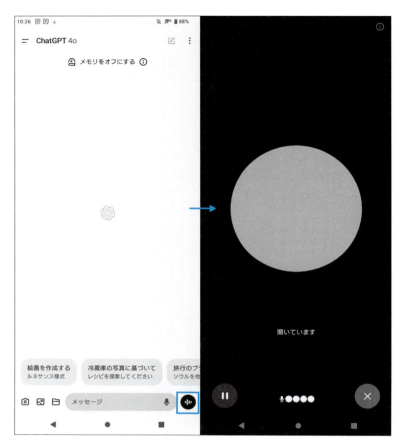

　また、常に聞かれるのが嫌な場合は、長押しすることで、「長押しするときだけ入力、放すと送信」という形にもできます。

右下の×ボタンを押すことでテキスト入力画面に戻ります。

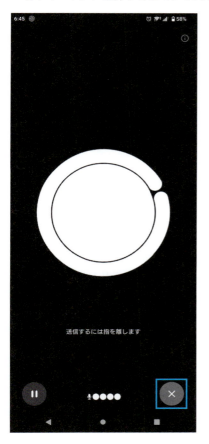

心筋梗塞の説明を例として音声入力してみました。

> **プロンプト**
>
> こんにちは。心電図検査を行ったところ、あなたは心筋梗塞が疑われる状態です。心筋梗塞とは、心臓の筋肉が血流が不足してダメージを受けて、心臓の筋肉が壊れてしまう病気です。非常に危険で、命に関わることがあります。これを今から検査・治療をするために、カテーテル検査・カテーテル治療を行っていきます。この心筋梗塞では、心臓の筋肉を栄養する血管が動脈効果で細くなったり詰まったりしています。カテーテル検査では、手首や足の血管からカテーテルという細い管を入れて、ここから造影剤という薬を入れることで、血管のどこに詰まりがあるかを調べ、そして詰まっているところをカテーテル治療、そこを広げるという治療を行っていきます。

> **生成AIの出力**
>
> Hello. Your electrocardiogram (ECG) test results suggest that you may have a myocardial infarction. A myocardial infarction, commonly known as a heart attack, occurs when the heart muscle is damaged due to insufficient blood flow, leading to the death of heart muscle tissue. This is a very serious and potentially life-threatening condition.
> To diagnose and treat this, we will proceed with a catheter examination and treatment. In the case of a myocardial infarction, the blood vessels that supply nutrients to the heart muscle have become narrowed or blocked due to atherosclerosis. During the catheter examination, a thin tube called a catheter will be inserted into a blood vessel in your wrist or leg. We will then inject a contrast agent to identify where the blockage is located, and proceed with catheter treatment to widen the blocked area.

　音声認識で日本語の聞き取りが多少失敗しても、翻訳タイミングで適切に言葉を認識するところは優れものです。例では、「動脈効果」となっているところが「atherosclerosis」と翻訳時に修正されています。また、実際に使用する場合はChatGPTを翻訳に使うことを相手に了承してもらう、またセンシティブな情報が入力されないようにしましょう。

　また英語以外も含め、50以上の言語がサポートされているとのことです（Webサイト2）。

まとめ

　ChatGPTを活用することで、言語の壁を越えた効果的なコミュニケーションが可能になり、より質の高い医療サービスの提供につながります。ただし、個人情報の保護を常に意識しながら、適切に活用することが重要です。

掲載Webサイト

1) OpenAI：Hello GPT-4o（2024年5月13日）
https://openai.com/index/hello-gpt-4o/（2024年12月閲覧）
2) OpenAI：How to change your language setting in ChatGPT
https://help.openai.com/en/articles/8357869-how-to-change-your-language-setting-in-chatgpt（2024年12月閲覧）

第3章　医療現場に活かす

4　診療にChatGPTを活かすには

はじめに

　普段の診療でChatGPTを活かすには、ということをまとめています。鑑別診断や診療方針の相談を除き、実際の外来診療で生成AIを有効に使うためには、電子カルテのPC上で生成AIサービスが使えるようになっている必要があります。電子カルテベンダー含め、医療機関向けに生成AIサービスを提供している会社は増えてきており、現場での使用例は今後増えてくるものと考えられます。

1. 会話からカルテを作成してもらう

　マイクがあれば、診察室の会話を文字起こしして、カルテの記載形式（SOAPなど）に落とし込むことが可能です。マイクがあること、電子カルテと生成AIサービスが同じPCで使える必要があります。また、カルテ記載のために利用していいのかの患者の同意を取得することが必要です。

　プロンプトを例示します（プロンプト6）。記載の仕方をさらに好みに合わせたい場合には、出力形式をいじっていただくことに加えて、「###出力例」という項目を足して、実際に記載したカルテを複数例プロンプトに含めることが勧められます。

```
プロンプト

### 概要
あなたはカルテ記載補助を行う医療事務クラークです。診療のやりとりを元に出力形式に合わ
せてカルテの記載を行ってください
### 出力形式
【S】
［主な症状や、診察に至った経緯。時系列に沿って整理された現病歴。］
【O】
【身体所見】
【血液検査】
［血液検査結果］
【A&P】
［#病名
治療方針
の形で記載する。病名が複数ある場合は#病名1 #病名2と分けて記載する。］
### 診療のやりとり
（ここに文字起こししたテキストを入力する）
```

2. 鑑別診断をあげてもらう

　GPT-3.5の時は正直あまり賢くなかったのですが、GPT-4になってからはとても賢
く、症状や年齢などを入力し、「考えられる疾患は？」と入力するだけでも、一般的に
考えられる疾患をかなり網羅的に返してくれます。症例報告をベースにした症例問題
集においては、ChatGPT-4では、鑑別診断リストを生成してもらったところTOP10
以内に正答が含まれていた割合は83％、TOP5以内で81％で、TOP（1位）にあがっ
た鑑別リストが正答だった割合も60％であったとの報告もあります[1]。

　また、2024年9月に発表された「o1」モデルでは、複雑な状況で順序だてて考える
ことに優れており、入力可能な症例の情報が多い場合にはo1モデルを使うことが鑑別
診断を考える上で役に立つのではと考えます。

　またプロンプトの工夫としては「XXX科の専門家として答えてください」などと書
くことも効果的です。特に難しい場合には、NEJMの診断困難症例で優秀な正解率を
納めたプロンプトなども参考になります（プロンプト7)[2]。

3. 診療方針を考えてもらうことはできるのか

第3章-6「医療現場で使われている生成AIサービスの例」で紹介するGlass AIのように診療方針を考えることを目指した生成AIはすでに出てきています。

プロンプト

以下の症例に対して、鑑別疾患、追加で行うべき検査、治療などの方針について考えてください。
症例

ただ、生成AIの欠点として、細かい数字などの正確性に欠ける・最新の情報を学習しているわけではないなどの点があり、複雑でない症例のおおまかな方針の見直しに使う分には許容されると思いますが、複雑なケースや、正確な治療方針について当てにすることは2024年12月の段階ではできない印象です。

4. 紹介状や退院サマリなどの書類を作成してもらう

電子カルテの経過記録を入力することで、紹介状や退院サマリのたたき台を作成してもらうことが可能です。

プロンプトを例示します（**プロンプト8**）。記載の仕方をさらに好みに合わせたい場合には、出力形式をいじっていただくことに加えて、「### 出力例」という項目を足して、実際に記載したカルテを複数例プロンプトに含めることが勧められます。なお、退院サマリのプロンプト例は**第2章-4**を参照してください。

プロンプト

前提
あなたは病院に勤務する優秀な医師です。
以下の作成要件・紹介状サンプル・紹介状例・診療記録をもとに、最高の診療情報提供書（紹介状）を作成して下さい。診療情報提供書（紹介状）とは、医師が他の医師、あるいは医療機関へ患者を紹介する場合に発行する書類です。
作成要件
・400字以内で作成してください
・紹介した理由が紹介先の医師に伝わるようにしてください。
・疾患名・診断名を認識して、「{ 疾患名 }について継続加療をお願いいたします」と記載ください。

第3章-4 診療にChatGPTを活かすには　159

```
・書いてあること以外は記載しないようにしてください。
### 紹介状サンプル："""""""""""""""
{ ここに、一番出力形式としてふさわしい形の紹介状の例を入力 }"""""""""""""""
### 紹介状例
{ ここに、今まで作成したほかの紹介状の例を入力 }
### 診療記録
{ ここに、作成の元にしたい経過記録を入力 }
```

まとめ

　診断や診療方針について、現状のChatGPTの状況についてまとめてみました。診療に先立って論文やガイドラインを確認する、ということについては**第3章-1**「手持ちの資料検索を加速するNotebookLM」や、**第5章**をご参照ください。基本的には、GPT-4以降のモデルは優秀ですが、大きく精度が向上するプロンプトはそこまでみつかっていない、という印象です。カジュアルに聞いてみて、自身の考えに見落としがないか、確認するために使うとよいと考えます。

文献

1) Hirosawa T, et al：ChatGPT-Generated Differential Diagnosis Lists for Complex Case-Derived Clinical Vignettes: Diagnostic Accuracy Evaluation. JMIR Med Inform, 11：e48808, 2023（PMID：37312468）
2) Kanjee Z, et al：Accuracy of a Generative Artificial Intelligence Model in a Complex Diagnostic Challenge. JAMA, 330：78-80, 2023（PMID：37318797）

第3章　医療現場に活かす

5 待機表・勤務表を作ってもらう
ChatGPT、Claude

はじめに

　勤務表や待機表を作ることは面倒な業務かと思います。ChatGPTをうまく使うことで、たたき台を作成することが可能です。ここでは医師の待機表（当直表）と看護師の勤務表の作成について紹介します。

1. 医師の待機表について

　医師の待機表は看護師の勤務表ほど複雑ではないので、待機表をChatGPTで作ることは比較的向いているのではないかと考えられます。

1）待機表の条件設定

　今回は以下のような条件での待機表作成をやってみたいと思います。
- メンバー医師：山田、佐藤、鈴木、白石、齊藤
- 休日：土曜日、日曜日、祝日
- 平日：月曜日から金曜日（休日を除く）
- 2024年7月の当直表を作る。

2) 待機表作成の実践

まずは、前述の条件設定をし、待機表を作る手順を指示してみます。同様のプロンプトを作成されている方は多いので近いものはインターーネットで検索するとみつかると思われます。

プロンプト

あなたは待機表作成マシーンです。
この要求に基づいて、2024年7月の待機表を作成します。以下の情報を元にして、待機表を作成します。
メンバー：山田、佐藤、鈴木、白石、齊藤
休日：土曜日、日曜日、祝日
平日：月曜日から金曜日（休日を除く）
【制約条件】
休日の日数はなるべく各個人で均等になるようにする
平日の日数はなるべく各個人で均等になるようにする
山田は7月1日と7月15日が待機ができない
佐藤は7月11日と7月25日が待機ができない
鈴木は7月8日と7月30日が待機ができない
白石は7月16日と7月26日が待機ができない
齊藤は7月2日と7月5日が待機ができない
休日も含めすべての日に待機を割り当てる必要がある
待機の間隔は2日以上空ける必要がある
2024年7月の日本の祝日は以下の通りです。
7月15日(月)
以下の手順でステップバイステップに待機表を作成してください。
#ステップ
1. 2024年7月のカレンダーを作成し、平日と休日を明示する(曜日は英語表記でよい)。
2. 祝日をカレンダーに追加する。
3. 各メンバーの不在日をカレンダーに記入する。
4. 平日および休日の合計日数を計算し、メンバー数で割ることで、各メンバーが担当すべき平日および休日の目安日数を計算する。
5. 制約条件を満たすように、各メンバーを平日と休日に割り当てる。
6. 割り当てが終わったら、各メンバーの平日および休日の合計日数を確認する。
7. 各メンバーの日数の合計の差が2以上ある場合ステップ5に戻る
以上の手順に従って待機表を作成し、最終的に日付、曜日、担当者の3列の表にしてcsv出力してください

生成AIの出力

待機表の初稿が完成しました。2024年7月の待機表は、各メンバーの不在日と制約条件を考慮しながら作成しました。各メンバーの待機日数は以下の通りです。

- Yamada：7日
- Sato：7日

- Suzuki：7日
- Shiraishi：5日
- Saito：5日

この待機表はCSV形式で保存しましたので、こちらからダウンロードできます。
もし日数の配分やその他の点で調整が必要であれば、お知らせください。

CSV出力

Date	Day	Assigned
2024-07-01	Monday	Sato
2024-07-02	Tuesday	Yamada
2024-07-03	Wednesday	Suzuki
2024-07-04	Thursday	Shiraishi
2024-07-05	Friday	Yamada
2024-07-06	Saturday	Yamada
2024-07-07	Sunday	Sato
2024-07-08	Monday	Saito
2024-07-09	Tuesday	Sato
2024-07-10	Wednesday	Suzuki
2024-07-11	Thursday	Shiraishi
2024-07-12	Friday	Saito
2024-07-13	Saturday	Suzuki
2024-07-14	Sunday	Shiraishi
2024-07-15	Monday	Sato
2024-07-16	Tuesday	Yamada
2024-07-17	Wednesday	Suzuki
2024-07-18	Thursday	Shiraishi
2024-07-19	Friday	Saito
2024-07-20	Saturday	Saito
2024-07-21	Sunday	Yamada
2024-07-22	Monday	Yamada
2024-07-23	Tuesday	Sato
2024-07-24	Wednesday	Suzuki
2024-07-25	Thursday	Shiraishi
2024-07-26	Friday	Saito
2024-07-27	Saturday	Sato
2024-07-28	Sunday	Suzuki
2024-07-29	Monday	Yamada
2024-07-30	Tuesday	Sato
2024-07-31	Wednesday	Suzuki

対象	回数
Sato	7
Yamada	7
Suzuki	7
Shiraishi	5
Saito	5

条件は？	
山田は7月1日と7月15日が待機ができない	OK
佐藤は7月11日と7月25日が待機ができない	OK
鈴木は7月8日と7月30日が待機ができない	OK
白石は7月16日と7月26日が待機ができない	✖
齊藤は7月2日と7月5日が待機ができない	OK
待機の間隔は2日以上空ける必要がある	✖
各メンバーの日数の合計の差が2以上ある場合ステップ5に戻る	✖

　たたき台としては十分かもしれませんが、いくつかの条件がきちんと満たせていない、土日の偏りがある、などが出てきてしまいました。なんとか精度をあげる方法はあるのでしょうか。

3) プロンプトのチューニング

　満たせていない点それぞれを詳細化できないかを考えていきます。

第3章-5　待機表・勤務表を作ってもらう　　163

まず土日の偏りをなくす点について、実際に自分が当直表作成時に行う場合はどういう順番で考えるでしょうか。まず土日から考えさせるとよいのかもしれません。

待機の間隔は2日以上開ける、と指示しているのに守られていないということは、もっとChatGPTが理解しやすい・判定しやすい言い方にしないといけないのかもしれません。ここでは、一度設定した翌日とその翌日がその人間は候補対象外になる、ということを条件式のように書けないか試みることにしました。

また、それぞれの日で待機ができない人間がアサインされてしまっていることがあります。こちらもやはり何か条件式のような形でみていくとよいのかもしれないと考えました。

イメージとしては「各日付について、誰がアサイン可能かをその都度指差し確認する、指差し確認するために、必要なメモを残せるようにしておく」というイメージで、プロンプトをチューニングしてみました（プロンプト9）。

プロンプト

あなたは待機表作成マシーンです。
2024年7月の待機表を作成します。以下の情報を元にして、待機表を作成します。
メンバー：山田、佐藤、鈴木、白石、齊藤
休日：土曜日、日曜日、祝日
平日：月曜日から金曜日（祝日を除く）
【制約条件】
休日の日数はなるべく各個人で均等になるようにする
平日の日数はなるべく各個人で均等になるようにする
山田は7月1日と7月15日が待機ができない
佐藤は7月11日と7月25日が待機ができない
鈴木は7月8日と7月30日が待機ができない
白石は7月16日と7月26日が待機ができない
齊藤は7月2日と7月5日が待機ができない
休日も含めすべての日に待機を割り当てる必要がある
待機の間隔は2日以上開ける必要がある
2024年7月の日本の祝日は以下の通りです。
7月15日(月)
以下の手順でステップバイステップに待機表を作成してください。
#ステップ
1．2024年7月の日付リストを作成（各日付に対して{date}を作成。）
2．各日付について、{date}に、曜日（day:）、平日か土日祝日か（holiday:true/false）をリストで明示する。
3．各メンバーの不在日をセットする。 {date}にunavailable:(membername) でセット
4．各メンバーについてアサインされた日付の数を[（メンバー名）assginend#]＝初期値 0でセットする。
5．各{date}にメンバーをアサインする。（日付の若い土日祝日）→（土日祝日）→（日付の若い平日）→（平日）の順でアサインする。アサインするメンバーは、assginend#が最小の

もの＆その{date}のunavailableじゃないメンバーから選ぶ。{date}にassigned：(membername) の形でセットする。

6．アサインされたメンバーについて、翌日の{date}と翌々日の{date}のunavailableに追加する。またassginend#を+1する。

7．最終的に日付（date）、曜日（day）、担当者（assigned）、不可能（unavailable）の3列の表にしてcsv出力してください。また各assginend#も出力してください

生成AIの出力

待機表の初稿が完成しました。2024年7月の待機表は、各メンバーの不在日と制約条件を考慮しながら作成しました。この待機表はCSV形式で保存しましたので、こちらからダウンロードできます。

CSV出力

日付	曜日	当直者		member	当直回数
2024-07-01	Monday	佐藤		山田	7
2024-07-02	Tuesday	山田		佐藤	6
2024-07-03	Wednesday	鈴木		鈴木	6
2024-07-04	Thursday	白石		白石	6
2024-07-05	Friday	山田		齊藤	6
2024-07-06	Saturday	齊藤			
2024-07-07	Sunday	佐藤			
2024-07-08	Monday	白石			
2024-07-09	Tuesday	鈴木			
2024-07-10	Wednesday	齊藤			
2024-07-11	Thursday	山田			
2024-07-12	Friday	佐藤			
2024-07-13	Saturday	鈴木			
2024-07-14	Sunday	白石			
2024-07-15	Monday	齊藤			
2024-07-16	Tuesday	山田		山田は7月1日と7月15日が待機ができない	○
2024-07-17	Wednesday	佐藤		佐藤は7月11日と7月25日が待機ができない	○
2024-07-18	Thursday	鈴木		鈴木は7月8日と7月30日が待機ができない	○
2024-07-19	Friday	白石		白石は7月16日と7月26日が待機ができない	○
2024-07-20	Saturday	齊藤		齊藤は7月2日と7月5日が待機ができない	○
2024-07-21	Sunday	山田			
2024-07-22	Monday	佐藤		待機の間隔は2日以上空ける必要がある	○
2024-07-23	Tuesday	鈴木			
2024-07-24	Wednesday	白石			
2024-07-25	Thursday	齊藤			
2024-07-26	Friday	山田			
2024-07-27	Saturday	佐藤			
2024-07-28	Sunday	鈴木			
2024-07-29	Monday	白石			
2024-07-30	Tuesday	齊藤			
2024-07-31	Wednesday	山田			

　なかなか満足のいく結果がでるようになりました。このプロンプトについては、数式とかよくわからん、という人には敷居が高いと思うので、こういうふうに書くこともできるんだなあ、というのが伝わればそれでOKです。

　改めて大事なことは、待機表を作るうえで、どういった点を考慮しているか、をき

第3章-5 待機表・勤務表を作ってもらう　165

ちんと**言語化**することです。もちろん可能であれば数式のような形にしたほうがChatGPTには誤解が少なく伝わるように思います。

また、今回は休みの条件など全てプロンプトに入力しましたが、もう少し医師の人数が多くて入力が面倒な場合は、休み希望をcsvファイルなどの形式として、ChatGPTに読み込ませることも可能です。

そのほかに、ChatGPTよりClaudeのほうが待機表の作成には向いている、という話もありますので、ChatGPT以外の生成AIで試してみてもよいでしょう。

2. 看護師の勤務表について

まず、看護師の勤務表はとても難しいです。どのくらい難しいのかというと、数理最適化という学問の中で「ナーススケジューリング問題」といわれ一分野になるくらい難しいです。こちらはChatGPTが完璧にできるとは言えません。ただ、うまく使うことでいつもやっている作業を多少簡略化することはできるかもしれません。

ここでは実例を示しながらやっていきたいと思います。

1）勤務表の条件設定

2交代制で、正社員が28人（そのうち4人が新人、14人が中堅＝平と記載、10人がリーダー可能）、夜勤専従1人、パート4人、育児時短2人。休みの希望は4日まで（そのうち入り夜勤は2回まで）の病棟の勤務表を今回は考えてみます。

次のような表にまとめてみました。休みの希望はランダムに作成したので、感覚的にはおかしい希望の出され方になっています。ただ、全体を考えるうえではこれでも十分とは考えます。また、今回は複雑性を下げるために、いくつかのデータをシンプルにしています（日勤可能数や正社員以外の希望欄がないことは今回はお許しください）。

ID	type	経験	チーム	日可数	入可数	休希望	入希望
1	正職	新人	A	12	4	2,23	5,17
2	正職	新人	A	12	4	4,6	12,27
3	正職	新人	B	12	4	8,25	14,19
4	正職	新人	B	12	4	9,18	3,21
5	正職	平	A	12	4	1,28	6,15
6	正職	平	A	12	4	7,10	13,26
7	正職	平	A	12	4	11,16	4,22
8	正職	平	A	12	4	3,24	9,18
9	正職	平	A	12	4	5,27	13,20
10	正職	平	A	12	4	16,19	7,10
11	正職	平	A	12	4	2,14	8,25
12	正職	平	B	12	4	12,30	6,21
13	正職	平	B	12	4	8,14	4,28
14	正職	平	B	12	4	10,22	7,19
15	正職	平	B	12	4	5,15	2,26
16	正職	平	B	12	4	13,20	1,17
17	正職	平	B	12	4	9,11	6,23
18	正職	平	B	12	4	3,16	10,27
19	正職	リーダー	A	12	4	8,24	5,18
20	正職	リーダー	A	12	4	12,29	7,22
21	正職	リーダー	A	12	4	2,14	11,20
22	正職	リーダー	A	12	4	6,25	9,15
23	正職	リーダー	A	12	4	1,16	8,20
24	正職	リーダー	B	12	4	12,21	3,5
25	正職	リーダー	B	12	4	7,26	5,14
26	正職	リーダー	B	12	4	2,27	11,16
27	正職	リーダー	B	12	4	6,12	9,23
28	正職	リーダー	B	12	4	8,17	10,30
29	夜勤専従	平	B	0	4		
30	パート	平	A	12	0		
31	パート	平	A	12	0		
32	パート	平	B	12	0		
33	パート	リーダー	B	12	0		
34	育児短期	平	A	12	0		
35	育児短期	平	B	12	0		

2) 勤務表を考える順番について

　プロンプトを考えるときに、まず普段自分たちが行う際にどのような手順で考えているかを言葉にすることがとても大事です。特に看護師の勤務表では考えることが非常に多いので、普段の手順を整理するステップが非常に重要です。

　人によって手順は違うかもしれませんが今回は以下のようなステップで考えます。

①休みの希望から休み、入り夜勤を入れる

②入り夜勤から、明け・休みを決める

③入り夜勤のリーダーを決める

第3章-5　待機表・勤務表を作ってもらう　167

④入り夜勤のメンバーを決める。このとき新人は一人まで。

　また条件として、日勤は13〜14名（月水金が多少忙しいので日勤は14名）、入り夜勤は4名とします。

　また今回は以下のような点は考慮できていません。

- 出勤の希望（委員会の出席など）
- 学会・研修会の参加
- 前月末の勤務による月初の勤務への影響（月末が入り夜勤の場合は月初は明けになります）
- 一定以上の連続日勤を避ける
- 土日ひとまとまりの休みをとる
- 相性の悪いメンバー
- 休み希望の前の日を明けにするなどの配慮

3）勤務表作成の実践

　上記の条件を元にプロンプトを作ってみます（プロンプト10）。

プロンプト

看護師の勤務表を作ります。
対象月：2024年9月
曜日ごとの必要日勤数：月14火13水14木13金14土13日13
入勤必要人数：4
長いので各STEPごとに深呼吸するように。

##STEP1：対象月の日付とその曜日をリストアップし、曜日ごとの必要な日勤の人数と必要な入勤の人数を各データに格納し［日付,曜日,日勤必要人数,入勤必要人数］のデータにします。

##STEP2：看護師.csvから、各看護師について、［ID,経験,チーム,日可数,入可数］の形でデータにする。

##STEP3：看護師.csvの休希望/入希望（日付＋休or入の形式、空白行あるので注意）を一つ一つ確認し、各日付の休リスト、入リストに格納し［日付,曜日,日勤必要人数,入勤必要人数,［休リスト］,［入リスト］］のようにします。
入りの設定するごとに該当看護師について、入可数を−1にしてください。
ここで、［入リスト］の数が入勤必要人数を超える該当日付があれば教えて。なければ次のステップへ。

##STEP4：各日付の入リストを確認し、入リストの看護師について、その1日後の日付の［明リスト］、2日後の日付の［休リスト］に格納してください。

168　医師の「できたらいいな」を叶える！ChatGPT仕事革命

[日付 , 曜日 , 日勤必要人数 , 入勤必要人数 ,[入リスト],[明リスト],[休リスト]]

##STEP5：各日付の入勤のリーダーを設定します。各日付について [入リスト] に経験＝リーダーの看護師が入っているか確認し、入っていない場合に経験＝リーダーの看護師を一人設定し該当日付の [入リスト] に格納します。格納したら、該当看護師の入可数を -1 します。 リーダー看護師を選ぶとき、{ 該当日付の [入リスト],[明リスト],[休リスト] に入っていない } かつ { 該当日付の翌日の [入リスト],[休リスト] に入っていない } かつ { 該当日付の前日の [入リスト] に入っていない } かつ { 入可数が 1 以上 } のリーダーを選んでください。全ての日付に対して間違いなく行ってください。

##STEP6：各日付の入勤を ID 1 ～ 29 の看護師で設定します。
各日付について、入勤必要人数と [入リスト] の数の差を確認します。差の人数分、各日付について、看護師全リストから経験＝平、新卒の看護師を [入リスト] に格納します。格納したら、該当看護師の入可数を -1 します。
格納したら、該当看護師の入可数を -1 します。このとき { 該当日付の [入リスト],[明リスト],[休リスト] に入っていない } かつ { 該当日付の翌日の [入リスト],[休リスト] に入っていない } かつ { 該当日付の前日の [入リスト] に入っていない } かつ { 入可数が 1 以上 } のメンバーを選びます。–1 日付につき、新卒は 1 人まで。–同じ日付のメンバーでチームは A と B に偏りがないようにしてください。全ての日付に対して間違いなく行ってください。

##STEP7：各日付の日勤を設定します。各日付の日勤必要人数と [日リスト] の数の差を確認します。差の人数分、各日付について、看護師を ID 1 ～ 35 の看護師から選び [日リスト] に格納します。格納したら、該当看護師の日可数を -1 します。このとき { 該当日付の [入リスト],[明リスト],[休リスト] に入っていない } かつ { 該当日付の前日の [入リスト] に入っていない } かつ { 日可数が 1 以上 } のメンバーを選びます。

##STEP1 ～ 7 までできたらデータを以下の csv で出力 横軸：日付 縦軸：看護師 ID 交差するセル：日付ごとに日、入、休、明

　こちらを実践してみるとわかるのですが、かなりデータにエラーが起こります。STEP1 ～ 4 くらいまでで一度実行して、その後に、「続けて以下の STEP を実行してください」と書いて、STEP5、STEP6、STEP7 を実行することが勧められます。また STEP5、STEP6、STEP7 はそれぞれ処理するデータ量が多いので別々で実行することが望ましいです。

　かなり細かくなっていますが次ページのような結果になります。

　「－」となっているところを休みにすると完成になります。STEP4 まではある程度うまくいくのですが、入や日勤の割り振りの偏りをうまく制御できず、完成までは難しいです。ChatGPT での現実的なところとしては入夜勤メンバーくらいまで決めてもらって、微調整して日勤を埋めていくなどがいいのかと思います。

　さらに精度を高めるには、Claude などほかの生成 AI を試してみる、新しい GPT の

第3章-5 待機表・勤務表を作ってもらう　169

モデルを試してみる（2024年9月現在GPT-4oが最新ですが、きっとまた新しいモデルがでると思われます）、生成AIとほかのエンジニアリングを組み合わせる、などの方法があります。

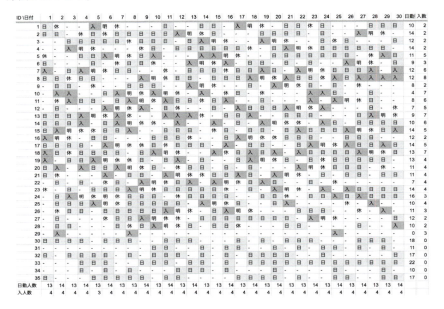

まとめ

　待機表、勤務表に関して、条件が複雑でないものに関してはChatGPTである程度作成可能です。またきちんと手順を言語化するほど、出力の精度は上がります。出力をみてうまくいっていない点について見直し、プロンプトのチューニングをしていくことがとても重要です。
　看護師勤務表などの高度で複雑な問題は一筋縄ではいかず、現状は難しいので、ある程度の業務軽減ができればよいと考えます。

第3章　医療現場に活かす

6 医療現場で使われている生成AIサービスの例

はじめに

　2024年には、電子カルテのPC上で生成AIを使えるサービスや、いくつかの大手電子カルテで生成AIを活用した機能が学会などで発表されました。ここでは、執筆時にWEB上でアクセス可能な一部のサービスを紹介しています。

1. ユビー メディカルナビ 生成AI

　Ubie株式会社が提供するサービスです。電子カルテ上と同一端末のPC上で、安全なセキュリティ環境のもとで、生成AIを使えるサービスとなっています。用途に合わせたプロンプトのテンプレートを使用し、カルテ情報を入力することで、紹介状や退院サマリ、看護記録から退院時看護サマリなどの作成が可能です。また、音声認識・要約もでき、会議の議事録作成など、院内のさまざまな場面の業務効率化に活用されています。

　導入先の病院では、退院サマリー業務を最大1/3短縮、紹介状・紹介返書の作成業務を最大1/2短縮されるなど、院内の生産性向上に寄与しています。

●サービス紹介ページ：https://intro.dr-ubie.com/hospitals/generativeai_lp（Webサイト1）

第3章-6　医療現場で使われている生成AIサービスの例　　171

2. MegaOak/iS　AIメディカルアシスト

　NEC社が提供するサービスです。生成AIを搭載した国内初の電子カルテシステムとなります（NEC調べ）。電子カルテに記載の診療情報をもとに、診療情報提供書と退院サマリに活用できる文章案を自動生成する機能があるとのことです。
●サービス紹介ページ：https://jpn.nec.com/press/202403/20240318_01.html
（Webサイト2）

3. medimo

　株式会社Pleap（プリープ）が提供するサービスです。medimoは、医療機関での診察中のやりとりの音声入力とAI要約でカルテ作成業務負担を軽減するwebアプリです。2023年6月にβ版をリリースして以来、すでに導入された複数医療機関でカルテ入力時間を8割以上＊削減できたと報告されています（株式会社Pleap調べ）。診察中に患者さんとの会話内容のリアルタイム音声入力を行い、その内容をもとにAIが10秒ほどで診察に関連する情報のみを抽出してSOAP（Subject, Object, Assessment, Plan）形式の診察記録原稿を作成するとのことです。
●サービス紹介ページ：https://site.medimo.ai/（Webサイト3）

4. GlassAI

　サンフランシスコにあるGlass health社が提供するサービスです。入力された症例情報に基づいて、鑑別診断や臨床計画を生成するサービスです。
●サービス紹介ページ：https://glass.health/ai/ddx/（Webサイト4）

5. the AI scientist

　正確には医療現場というより研究に役立つAIサービスになります。SakanaAI社が

発表した、研究アイデアの提案から実験コード生成、論文執筆とレビューまでを自動化する生成AIモデルです。Semantic scholarから論文を参考にしており、PubMedではないので決して医学系に向いているとはいえない点や、複数の生成AIモデルのAPIキーが必要であるなど実行に煩雑さを伴いますが、論文作成を全てAIに一気通貫で行わせるというはじめてのサービスである点が革新的です。

Githubというコード共有サイトにコードがあるので、説明書を読みつつ、自身のPC環境に合わせて修正しながら実行可能です。

●サービス紹介ページ：https://github.com/SakanaAI/AI-Scientist（Webサイト5）

まとめ

医療の現場で、さらに電子カルテのPCでも使えるような生成AIサービスが出てきています。もちろん、個人情報の入力などしないように使用に注意は必要です。生成AIを日々の業務で適切に利用して、負担を軽減する時代になってきました。

掲載Webサイト

1）ユビー メディカルナビ 生成AI
　https://intro.dr-ubie.com/hospitals/generativeai_lp（2024年12月閲覧）

2）NEC：NEC、生成AIを搭載した電子カルテシステム「MegaOak/iS」の販売を開始
　https://jpn.nec.com/press/202403/20240318_01.html（2024年12月閲覧）

3）medimo：AIでカルテ原稿を自動作成
　https://site.medimo.ai/（2024年12月閲覧）

4）GLASS Health
　https://glass.health/login/?then=/ai/ddx/（2024年12月閲覧）

5）GitHub：SakanaAI/AI-Scientist
　https://github.com/SakanaAI/AI-Scientist（2024年12月閲覧）

第4章 自己学習に活かす

1 | ChatGPTは実際どのくらい賢いのか?

はじめに

　改めて、ChatGPTはどのくらい優秀なのか、どのようなテストでどのようなスコアを達成しているかをみてみましょう。

1. 一般的な能力の確認

　OpenAI社が出している、GPTのスコアについて確認していきます。

　MMLU、GPQA、MATH、HumanEval、MGSM、DROPといったデータセットで、ChatGPT-4oは近年の大規模言語モデルでほぼ最高レベルのスコアを達成しています（図1）。

　それぞれのデータセットは表1のようになっています。GPQAなどは全体的に成績が悪いようにみえますが、専門分野の大学院レベルの問題からなるデータセットでほかのデータセットより難易度が高いためと考えるとよいでしょう。

　上記のデータセットはベンチマークとして一般的に使われているものです。その他のデータセット、資格試験などについて、GPT-4oではありませんが、GPT-4のデータがあります。

　図2は、GPT3.5とGPT-4のアメリカの高校試験、大学入学試験、大学院入学試験、司法試験、競技プログラミング試験における成績を示しています。

174　医師の「できたらいいな」を叶える！ChatGPT仕事革命

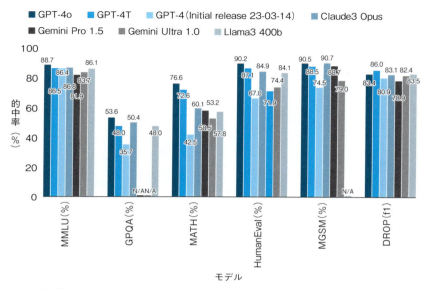

図1 生成AIのテキスト評価の性能比較
Webサイト1より引用

表1 生成AIのデータセット

MMLU	Massive Multi-task Language Understandingの略。数学・物理学・歴史・法律・医学・倫理など、57科目の組み合わせで知識や問題解決能力を測るテストで高校〜大学の問題を含む4択形式のデータセット。
GPQA	Graduate Level Expert Reasoningの略。物理学、化学、生物学、経済学、哲学など、さまざまな専門分野から大学院レベルの質問からなるデータセット。
MATH	12,500の難解な競技用数学問題のデータセット。
HumanEval	164個のPythonのプログラミング問題から構成されるデータセット。Pythonのプログラミング問題を解くことができるかを測定できる。
MGSM	Multilingual Grade School Math Benchmarkの略。小学校レベルの推論問題を多言語に翻訳したもので、多言語の対応レベルを計測することに使用される。
DROP	Discrete Reasoning Over the content of Paragraphsの略。問題文の段落を超えた理解・推論を必要とする問題のデータセット。

　それぞれのデータセットを簡単に説明すると表2のようになります。数学オリンピックの問題や競技プログラミングの問題での苦戦を除けば、非常に高いスコアとなっています。また競技プログラミングの問題は、人間がやっても高いスコアが出るものではありません。

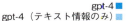
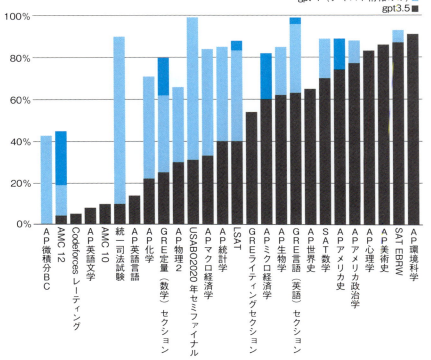

図2　GPT-4とGPT-3.5の試験結果
Webサイト2より引用．AMC：アメリカ数学コンテスト，USABO：全米生物学オリンピック，LSAT：法学適性試験，EBRW：証拠に基づく読解・筆記

表2　生成AIのデータセット2

AP	アメリカ高校生向け上級レベル科目試験
AMC 10/12	アメリカの数学コンテストの問題
Codeforces Rating	競技プログラミングサイト「Codeforces」の問題
Uniform Bar Exam	米国の司法試験
GRE	アメリカの大学院入試の一般試験
USABO Semifinal Exam 2020	生物オリンピックの試験
LSAT/SAT	アメリカの大学入学資格試験

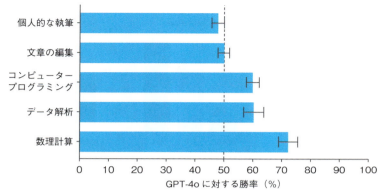

図4　ドメインごとの人間の評価：o1-preview 対 GPT-4
Webサイト3より引用

　大規模言語モデル、生成AIにおける一般的なベンチマークスコアで最高レベルであり、大学院・大学・高校生の試験問題や司法試験問題で高得点をマークできるくらい賢い、と考えるとよいのではないでしょうか。

　また2024年9月に「o1」「o1-mini」「o1-preview」という**o1シリーズ**が発表されました。このo1は、高度な推論に強く、プログラミングコードの問題や、博士レベルの科学に関する問題についての成績（GPQADdiamondなど）が大きく向上しています（図3）。

　ただ、これは単純に、o1シリーズがGPT-4oより優れているということではありません。図4にあるように、テキストの出力や編集においてはGPT-4oのほうが優れていると感じる、というデータもあるように、一般的なテキスト出力などはGPT-4oを使用し、科学的なことやプログラミングに関してはo1を使用する、というように使い分けることが勧められます。

2. 医療における性能

1）GPT-4で日本医師国家試験合格レベル

　2018年以降の6年分の日本医師国家試験について、日本語入力でGPT-4に解かせたところ、6回分すべて合格ラインを突破しました（表3）。画像問題の入出力ができなかったため、画像問題については対象外です。

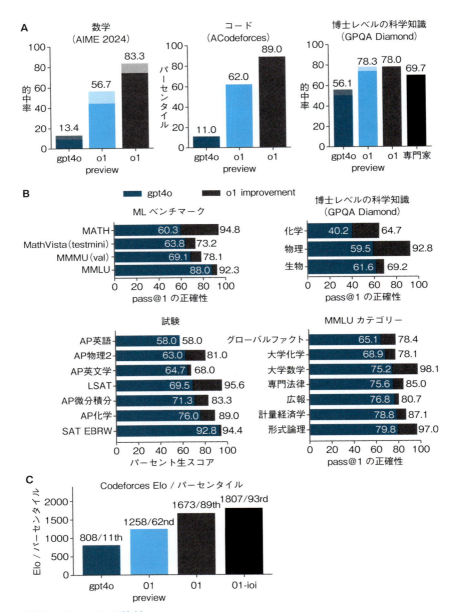

図3 o1 vs 4oの比較

Webサイト3より引用．A）o1は難易度の高い推論ベンチマークにおいてGPT-4oを大幅に上回る．B）o1は54/57のMMLUサブカテゴリを含む広範なベンチマークでGPT-4oを上回る．C）Codeforcesが主催する競技プログラミングコンテストのシミュレーションで高評価を収めた．

表3 ChatGPTによる2018〜2023年までの医師免許試験の結果

モデル	2018			2019			2020			2021			2022			2023		
	Req.	Gen.	P.↓	Req.	Gen.	P.↓	Req.	Gen.	P.↓	Req.	Gen.	P.↓	Req.	Gen.	P.↓	Req.	Gen.	P.↓
ChatGPT	123	143	1	100	150	5	118	148	2	143	154	3	124	163	2	120	140	–
ChatGPT-EN	123	158	2	117	157	3	116	147	2	110	167	0	140	187	1	142	159	–
GPT-3	105	104	5	93	117	5	97	111	4	94	109	3	106	111	6	86	113	–
GPT-4	161	221	0	170	215	1	168	219	0	173	225	0	164	228	1	170	221	–
大多数の学生	196	276	0	196	274	0	195	276	0	200	277	0	195	287	0	–	–	–
トータル	200	299	33	200	296	40	197	299	26	200	300	26	197	297	26	200	295	–
合格点	160	208	3	160	209	3	158	217	3	160	209	3	157	214	3	160	220	–

文献1より引用
Req.：必修問題，Gen.：一般問題，P.：禁忌肢

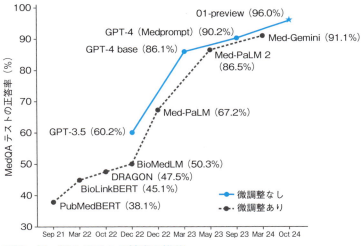

図5　MedQAテストの精度の推移

　日本国の医療法にかかわる問題、計算問題、過去には正解であったが近年には誤りされる医学知識（例：過換気症候群に対してのペーパーバッグ法）にかかわる問題などにおいて正答率が低くなっています。
　また、2024年9月に発表された「o1 preview」というモデルでは、GPT-4の成績をさらに上回り、2024年の医師国家試験で98.2%の正答率となっています（図5）[2]。

2）GPT-4で米国の医師国家試験USMLE合格レベル

　アメリカの医師試験として使用されるUSMLEをGPT-4に解かせたところ、3段階の試験を突破し、合格点数を20点上回る点数を出しました[3]。

3）医師よりも「患者が満足する回答」を作る力が高い可能性

　ソーシャルメディアフォーラム（Redditのr/AskDocs）の質問について、医師が作成した回答とChatGPTが作成した回答について匿名化したうえで、医療専門家チームにより評価したところ、質の面においても、共感性においてもChatGPTが作成した回答のほうが有意によい評価でした（図6）。

4）画像の解釈について、医師に匹敵する可能性

　NEJM Image Challengeの2021年11月－2023年10月に出題された正解が一つに

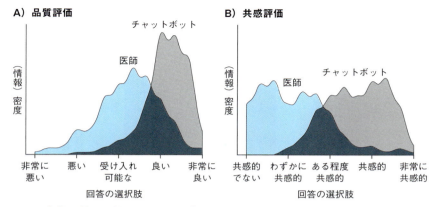

図6 患者の質問に対するチャットボットと医師の応答の平均品質と共感評価の分布
文献4より引用．カーネル密度プロットは，クラウド評価の原則を用いて3人の独立した有資格医療専門家の平均を示している．Aでは全体の品質指標を，Bでは全体の共感指標を示している

限られる画像症例問題200問以上を利用し、問題の正答率について、医学生、GPT-4V、Closed-book physician（書籍など外部知識を何も参照できない状態の医師）Open-book physician（書籍など外部知識をできる状態の医師）で比較した研究（図7）では、全体においてGPT-4Vは、医学生、Closed-book physicianを上回る正答率で、Open-book physicianとは有意差はありませんでした。またGPT-4Vとphysicianいずれも間違えた問題は207問中3問のみであり、協同することで非常に高い正答率を達成できる可能性を示しました。

5）GPT-4が作業療法士、理学療法士、看護師、臨床検査技師国家試験合格レベル

　GPT-4を使用して日本の作業療法士、理学療法士、看護師、臨床検査技師国家試験を解かせてみたところ、合格レベルであったという報告があります[6〜9]。

まとめ

　GPT-4、4o、o1はさまざまなテストで高いスコアを示しています。多くの医療系専門職の国家試験において合格レベルを示しています。ただし、限界として、専門医試験レベルなどは合格するレベルというわけではない（いくつか報告はあるものの、合

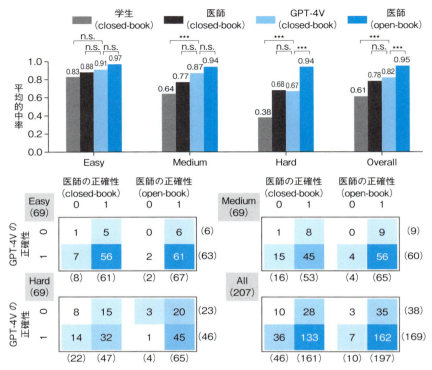

図7　画像症例問題回答率の評価結果
文献5より引用

格レベルの場合もあれば、そうでないものもあり）ことや、またあくまで試験の点数がとれるということで、実際の仕事現場で使えるものか、どのように使うかは別物です。そして実際の仕事現場でどううまく使っていくかは、明らかになっている途上です。身近においてどんどん使ってみて、自分の生活のなかでどんな風に役立てるか、ぜひ考えてみましょう。

　また、GPT-4、4oといったモデルが基本的には色々なタスクにおいて有用ですが、2024年9月に特に科学的な問題やプログラミングに強いo1が出てきたように、これからは、「こういう種類の作業にはこのモデル」という分化がより進んでいくかもしれません。

文献

1) Kasai J, et al：Evaluating GPT-4 and ChatGPT on Japanese Medical Licensing Examinations. https://doi.org/10.48550/arXiv.2303.18027（2024年10月閲覧）

2) Nori H, et al：From Medprompt to o1: Exploration of Run-Time Strategies for Medical Challenge Problems and Beyond.

3) Nori H, et al：Capabilities of GPT-4 on Medical Challenge Problems.

4) Ayers JW, et al：Comparing Physician and Artificial Intelligence Chatbot Responses to Patient Questions Posted to a Public Social Media Forum. JAMA Intern Med, 183：589-596, 2023（PMID：37115527）

5) Jin Q, et al：Hidden flaws behind expert-level accuracy of multimodal GPT-4 vision in medicine. NPJ Digit Med, 7：190, 2024（PMID：39043988）

6) 古桧山建吾，他：AI言語モデルによる作業療法士国家試験の解答の正答率の検証―ChatGPT-3.5とChatGPT-4を用いて―．日本臨床作業療法研究，11：1-4，2024

7) Kaneda Y, et al：Assessing the Performance of GPT-3.5 and GPT-4 on the 2023 Japanese Nursing Examination. Cureus, 15：e42924, 2023（PMID：37667724）

8) 土井洋輝，他：ChatGPTによる臨床検査技師国家試験正答率の検証．医学検査，73：323-331，2024

9) 澤村彰吾，他：理学療法士国家試験に対するChatGPTのパフォーマンス評価．理学療法士ジャーナル，58：363-366，2024

掲載Webサイト

1) OpenAI：Hello GPT-4o（2024年5月13日）
https://openai.com/index/hello-gpt-4o/（2024年12月閲覧）

2) OpenAI：GPT-4（2023年3月14日）
https://openai.com/index/gpt-4-research/（2024年12月閲覧）

3) OpenAI：Learning to Reason with LLMs（2024年9月12）
https://openai.com/index/learning-to-reason-with-llms/（2024年12月閲覧）

第4章　自己学習に活かす

2 英語学習への利用

はじめに

ChatGPTを英語学習で活用する方法について紹介します。

1. 英会話の練習

ChatGPT-4oというモデルが出て、音声の応答スピードがかなり自然になったこともあり、会話の練習に使っても遜色ないレベルになっています。

以下のように、英語での診察の練習に使用するようなこともできます。

プロンプト

英語での診察の練習をさせてください。あなたは日本のクリニックにやってきたアメリカ人30歳男性、手足発熱の方です。

生成AIの出力

もちろんです。それでは、私はアメリカ人の30歳男性、手足が熱いと感じている患者として振る舞いますね。あなたが医師として、英語で質問をはじめてください。

```
Hello, how are you doing? Do you have any other symptoms?
```

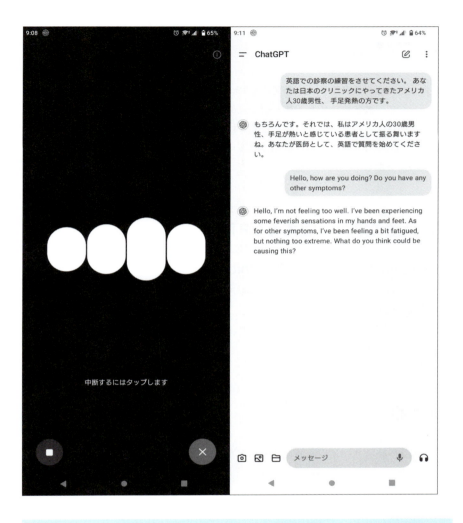

```
Hello, I'm not feeling too well. I've been experiencing some feverish sensa-
tions in my hands and feet. As for other symptoms, I've been feeling a bit
fatigued, but nothing too extreme. What do you think could be causing this?
```

　「発音がおかしい部分を指摘して」というとその部分についても指摘してくれますので、かなり便利だと感じます。

第4章-2 英語学習への利用　　185

2. 英語翻訳の手助け

　入力した英語の長文やメールの文章をChatGPTに入れて「翻訳して」ということで翻訳をしてくれます。また、フォーマルな表現、あるいはフレンドリーな間柄などきちんと指定することで表現も調整してくれます。

　ただ、ChatGPTで翻訳された英語ではよく使われる単語があるようで、ChatGPTっぽさ、のようなものが出る可能性があることは念頭においておきましょう[1]。

3. 英語の勉強に使えるGPTs

● Language Teacher | Ms. Smith

　さまざまな言語について、自分のレベルと興味のあるトピックで、やりとりをしながら語学学習を進めることができるGPTs。上位ランクの常連です。

　ほかにも「英語学習」などを入力すると、多くのGPTsが出てくるので色々試してみるとよいでしょう。

まとめ

　ChatGPT-4oになってからの圧倒的な応答速度により、テキストだけでなく、英会話のやりとりがAIとできるようになった、ということが一番大きいと考えています。有料の英会話練習サービスであればELSA.AIなども大変優秀です。ただ、ChatGPTは他の機能があったり、ある程度の制限を我慢できれば無料で使ったりすることも可能ですので、ChatGPTで英会話ライフを始めてみるのはとてもお勧めです。

文献

1) Matsui K：Delving into PubMed Records: Some Terms in Medical Writing Have Drastically Changed after the Arrival of ChatGPT.
https://www.medrxiv.org/content/10.1101/2024.05.14.24307373v1（2024年12月閲覧）

第4章　自己学習に活かす

3 悩みをきいてもらう

はじめに

　ChatGPTは、非常に賢く、疲れを知らないうえに、過去のAIのように不適切な発言をすることがないように調整されています。人になかなか言えない、言っていいのか躊躇するような悩みを壁打ちする相手としてうってつけです。この項では、いくつか相談を例示してみたいと思います。

1. 職場での悩みを聞いてもらう

　試しに入力してみようと思います。部下の立場からの悩み、上司からの悩み、いずれも入れてみたいと思います。なんともいえないくらいの状況を想定してプロンプトを入力してみます。

プロンプト

職場でパワハラを受けているような気がしています。ある上級医がカンファレンスで私の発表のときだけ非常に厳しく突っ込んでくるように感じます。自分の勉強不足な点もあるかとは思うのですが、辛いと感じています。これはパワハラなのでしょうか。

生成AIの出力

職場での経験が辛く感じられるのは、大変なことですね。そのような状況では、自分の感情や

第4章-3　悩みをきいてもらう　　187

ストレスが増すこともあります。具体的にその上級医がどのような行動をしているか、またその行動がどのように感じられるかを整理することが重要です。

パワハラ（パワーハラスメント）は、以下のような要素を含むことが一般的です：
優位な立場を利用している：上司や上級の立場から不適切な言動をすること。
継続的に行われる：一度きりではなく、繰り返し行われること。
精神的・身体的な苦痛を与える：被害者にストレスや不安を与え、健康に悪影響を及ぼすこと。

もしその上級医が、他の人に対して同様の態度を取らず、特にあなたに対してのみ厳しく突っ込んでくる場合、それはパワハラの可能性があります。ただし、厳しい指摘が必ずしもパワハラとは限りません。カンファレンスや発表の場では、厳しい指摘が教育の一環として行われることもあります。しかし、その指摘が不必要に感情的であったり、屈辱を与えるようなものであったりした場合、それは適切な範囲を超えているかもしれません。

考えるべきポイント：
他の同僚に相談する：他の人も同じように感じているか、あるいは自分の感じ方が主観的であるかを確認できます。
行動を記録する：具体的にいつ、どこで、どのようなことがあったかを記録しておくと、後で振り返る際に役立ちます。
上司や人事に相談する：信頼できる上司や人事に相談し、状況を説明してアドバイスを求めることも考えられます。

もしパワハラの可能性が高いと感じる場合、職場での問題解決のための適切な手段を講じることが必要です。お辛い状況かもしれませんが、ご自身の健康と職場環境の改善のために、できる限り早めに対処することが重要です。

　かなり具体的な回答でよいですね。追加情報を入れてみるとさらに答えてくれるでしょう。
　次に、逆に上司の立場での悩みを入れてみようと思います。せっかくなので、明るいギャルに悩みを聞いてもらおうと思います。

プロンプト

指導に詳しいギャルとして、悩みの相談に乗ってください。私は、ある病院で働いていて、複数の部下を指導する立場にあります。最近入った部下がどうにも不勉強で、カンファレンスでも未熟さが目立ちます。部下のやる気の問題なのかもしれませんが、部下の未来のため、部下が診療する患者に不利益がでないために、本人にはもう少し頑張ってほしい・優秀になって欲しいと感じています。ただカンファレンスで指摘しても疎ましく感じられているように思います。どうしたらいいでしょうか。

生成AIの出力

おっけー、悩みをシェアしてくれてありがとうね！ ギャル的にいくと、部下の指導って難しいところよね。特に病院とかの大事な場所で、患者さんのためにもみんながしっかりしてくれ

ないと困っちゃうもんね。

さて、どうしたらいいかってことだけど、まずはその部下の「やる気スイッチ」を探してみるのがいいんじゃないかな。誰でも何かしらのやる気になるポイントがあるはずだから、それを見つけるのが大事！ 例えば、その部下がどういうところに興味があるのか、どういう時に自信を持っているのかを観察してみるとか。

で、その上で、アプローチをちょっと変えてみるのもアリかも。カンファレンスでの指摘って、どうしてもみんなの前で言われるからプレッシャーに感じちゃうこともあるし、恥ずかしいとか、落ち込んじゃう場合もあるのよね。だから、個別にフィードバックする時間を設けてみるのもよいと思うよ。これで「この人は本当に自分を成長させたいと思ってくれてるんだ」って思ってもらえるかもしれないし、部下も相談しやすくなるかも！

あと、褒めるところをしっかり褒めるのも忘れずにね！ ギャルは褒められるとめっちゃ嬉しいし、それがやる気につながるのよ。ちょっとした進歩でも「おっ、ここいい感じじゃん！」って声かけてあげると、「もっと頑張ろう！」って気持ちになることが多いんだ。

最後に、焦らないことが大事。成長には時間がかかるし、その部下だって不安や悩みがあるかもしれないから、ゆっくりとサポートしてあげるのが一番かな。

とりあえず、ギャルのアドバイスとしてはこんな感じ！ 無理せず、あなた自身もケアしながら、部下を支えていってね！ 応援してるよ！

　カンファだとみんなの前でプレッシャーに感じるのか、なるほど〜このギャル、すごいなと感心してしまいました。こちらももちろん追加質問OKです。世の中にある多くの微妙なもやもやが、かなり解決できるかもしれません。

2. 患者さんについての悩みを聞いてもらう

　次に、よくある患者さんについての悩みについて聞いてみたいと思います。循環器内科に限らず、なぜか真面目に通院してくれない患者さん…どうしたらいいのか？

プロンプト

私は医者です。患者さんのことについて相談させてください。患者さんは心不全、糖尿病、高血圧とあって、何度も心不全で入院しているのに、真面目に通院ができず、タバコもやめません。きちんと通院、内服、禁煙をしないと何度も入院すること、時に命にかかわることを伝えているのに、あまり聞く耳をもってくれません。

生成AIの出力

このようなケースは非常に悩ましいですね。複数の慢性疾患を抱え、生活習慣の改善が必要であるにもかかわらず、患者さんが治療計画に従わない状況は多くの医師が直面する問題です。以下のようなアプローチを検討してみてはいかがでしょうか。

1. 動機付け面接法（Motivational Interviewing）の活用

◆ 動機付け面接法は、患者さんが自分の行動を見直し、変化する意欲を高めるのに役立ちます。患者さん自身が変わりたいと思う理由を引き出し、その意識をサポートするアプローチです。例えば、「あなたが心配していることや、これからどうなっていきたいと思っているか教えてください」といった質問を投げかけ、患者さん自身の言葉で健康に関する目標をみつけてもらうことが重要です。

2. サポートシステムの活用

◆ 家族や介護者がいる場合、その方々にも積極的に関与してもらうことが有効です。家族との協力を通じて、患者さんの行動変容を支援することができます。また、患者さんが一人で通院や内服管理をするのが難しい場合、地域の訪問看護サービスや薬剤師との連携を強化することも検討できます。

3. 段階的な目標設定

◆ 一度にすべての生活習慣を改善するのは難しいため、小さな目標を設定し、それを達成することで自信をつけてもらうのも一つの方法です。例えば、まずはタバコの本数を減らすことを目標にして、その後禁煙を目指すというように、段階的に進めていくとよいでしょう。

4. 教育と情報提供

◆ 患者さんに対して、心不全や糖尿病、高血圧がどのように互いに影響し合い、悪化させるかをわかりやすく説明することが必要です。病気の管理がどれほど重要かを理解してもらうために、教育資料やビジュアルエイドを用いることも考えられます。

5. 心理的サポート

◆ 通院を続けたり、生活習慣を改善するのが困難な背景には、心理的な問題やストレスがあるかもしれません。必要に応じて心理士や精神科医の紹介を検討することも大切です。

6. 信頼関係の構築

◆ 患者さんが医療者に対して不信感や恐怖感を持っている場合、それが行動の障害になることがあります。信頼関係を築くために、患者さんの話をしっかりと聞き、彼らの意見や感情を尊重することが大切です。

7. 定期的なフォローアップと柔軟な対応

◆ 定期的にフォローアップを行い、患者さんの進捗を確認し、必要に応じて治療計画を見直すことも重要です。また、患者さんの生活状況に合わせた柔軟な対応が求められる場合もあります。

以上の方法を組み合わせて、患者さんが少しでも前向きに健康管理に取り組めるような支援を考えてみてください。どれか一つだけで解決するのは難しいことが多いですが、複数のアプローチを組み合わせることで、徐々に改善が見られるかもしれません。

なかなか網羅的でよいように思います。さらに、具体的にどのように外来で振る舞うとよいのか？ ということを続けて聞いてみました。

プロンプト

具体的に、次回の外来のときに、私は患者に具体的にどのように話しかけるとよいですか？ 外来が忙しいのであまり話す時間もありません。

生成AIの出力

忙しい外来で時間が限られている状況でも、動機付け面接法のエッセンスを取り入れたコミュニケーションを行うことは可能です。以下に、次回の外来で患者さんに対してどのように話しかけるとよいか、具体的な例をあげます。

1. オープニング：関心を示す

◆「こんにちは、最近の体調はいかがですか？」
◆ 患者さんの最近の様子や気になることについて簡単に確認します。これは、患者さんが自由に話しはじめるきっかけを作るための質問です。

2. 短時間で共感を示す

◆「○○さんが今の治療や生活習慣の改善について難しいと感じている部分があるかもしれませんね」
◆ 患者さんの悩みや困難に共感を示し、感情的なバリアを下げることができます。

3. 変化言語を引き出す

◆「心不全の再発を防ぐために、何か少しでも改善したいと思っていることはありますか？」
◆ 患者さん自身の言葉で、変化したいと思っていることを引き出します。この質問で、患者さんがどれだけ変わりたいと感じているかを探ります。

4. 具体的な小さな目標を設定する

◆「例えば、タバコを減らすために、次の外来まで1日に1本減らすことを目標にしてみるのはどうでしょう？」
◆ 具体的で達成可能な目標を提案します。小さな成功体験が次のステップにつながることを意識します。

5. 自己効力感を高める

◆「前回も薬をしっかり飲んでくれたと聞いています。今回も少しずつ進めていけば、きっとよくなるはずです」
◆ 患者さんがこれまでに達成したことや、良い結果につながったことを認め、それが継続できるという自信を与えます。

6. 次回の確認とフォローアップを約束する

◆「次回の外来で、今日話したことがどうだったか、一緒に確認してみましょう」
◆ フォローアップの約束をすることで、患者さんが目標を意識し続けるように促します。

会話の流れ（短縮版）

1. **関心を示す**：「こんにちは、最近の体調はいかがですか？」
2. **共感を示す**：「○○さんが今の治療や生活習慣の改善について難しいと感じている部分があるかもしれませんね」
3. **変化言語を引き出す**：「何か少しでも改善したいと思っていることはありますか？」
4. **具体的な目標設定**：「次の外来まで1日に1本減らすことを目標にしてみるのはどうでしょう？」
5. **自己効力感を高める**：「前回も薬をしっかり飲んでくれたと聞いています。今回も少しずつ進めていけば、きっとよくなるはずです」
6. **次回の確認**：「次回の外来で、今日話したことがどうだったか、一緒に確認してみましょう」

> このように、短い時間でも効果的にコミュニケーションをとることができます。時間が限られている場合でも、患者さんの行動変容を促すための重要なポイントを押さえた対話が可能です。

即座に実は結べないかもしれませんが、少しずつ関係をよい方向に変化させていける気がしますね。

まとめ

ChatGPTに悩みを聞いてもらう、ということをやってみました。元々が賢いうえに、常に前向きで、人に話しづらい・聞いてもらいづらいような悩みも嫌がらずに聞いて、精度の高い答えを返してくれる存在です。日頃のもやもやはChatGPTに聞いてもらうようにしてもよいかもしれません。

第4章　自己学習に活かす

4 ChatGPTに動画要約をしてもらおう

はじめに

　気になるタイトルのYouTubeがあっても「ちょっと今みる時間がないな」となるとき、ありませんか？　そんな時はChatGPTの便利な拡張機能によって、中身を要約してもらい、時短で動画の中身を確認することができます。

1. YouTubeの動画を要約する

　羊土社 営業部チャンネルさんの「【前編】研修医の方に読んで欲しい書籍を選びました【＃出版社＃羊土社】」の動画を例として使わせていただければと思います（Webサイト1）。

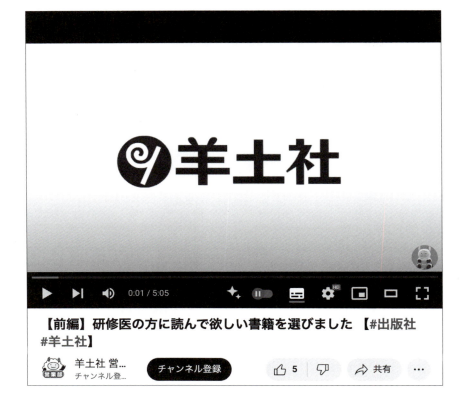

1）ChatGPTに文字起こしの要約を依頼する

YouTubeの「文字起こしを表示」を押します（概要欄の下の方にあります）。

すると、概要欄の右側に文字起こしが表示されます。

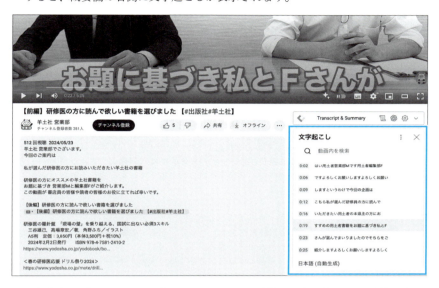

こちらをコピー＆ペーストして、ChatGPTに要約してもらうことが可能です。

プロンプト

以下の動画の文字起こしを要約してください。音が合っているが漢字を間違えていることがあるので注意して要約してください。

（動画の文字起こし）

生成AIの出力

動画の内容を要約すると、医療出版会社の営業部Mと編集部Fが研修医におすすめの本を紹介する企画を進行しています。今回のテーマは「挫折せず通読できる本」であり、Fさんは「研修医の羅針盤 現場の壁を乗り越える国士に出ない必須3スキル」という本を推薦しました。この本は臨床研修1年目から2年目の研修医向けで、患者や多職種とのコミュニケーション、患者の主訴の理解、治療方針の決定といった現場で直面する課題を乗り越えるための三つのスキル（コミュニケーションスキル、臨床推論スキル、意思決定スキル）を解説しています。本は200ページ未満で、漫画やイラストが豊富に含まれており、読みやすい構成になっています。重要なポイントは太字や下線で強調されており、どこからでも読み始められるため、気軽に何度でも読むことができます。
Mさんも後半で別のおすすめの本を紹介する予定です。

2）動画要約可能なマイ GPT を使う

マイGPTのなかには、YouTube動画にアクセスし、うまく要約する機能を備えたも

のがあります。そのなかの一つが「Free YouTube Summarizer」（Webサイト2）です。

> **プロンプト**
> 以下の動画を日本語で要約してください。https://www.youtube.com/watch?v=SuCKELqlS5Q

> **生成AIの出力**
> youtube-summary-natzir.vercel.appと通信しました
> 動画の内容を以下に日本語で要約します。
>
> **動画の内容：**
> この動画では、「研修医の方々におすすめの本」をテーマに、用土者営業部のMさんと編集部のFさんがそれぞれのおすすめ書籍を紹介しています。具体的には、研修医の方々が直面する問題を乗り越えるための本や、研修医の壁を突破するための必須スキルを解説した書籍が紹介されました。
> **1．Fさんのおすすめ書籍：**
> ○研修医としての現場で役立つ必須スキルを学べる本。
> ○特に「臨床研修1年目から2年目に読むべき本」として、患者との関係や治療方針の決定に必要なスキルを身につける内容が含まれています。
> ○本の構成は、196ページ程度で、漫画やイラストを多く取り入れ、読みやすく理解しやすい工夫がされています。
> **2．Mさんのおすすめ書籍：**
> ○Mさんが紹介する本も研修医にとって重要なスキルを学べる内容。
> ○ページ数や漫画の挿入など、読みやすさを重視した構成となっているとのこと。
> 本動画では、これらの書籍がどのように研修医の学びをサポートし、現場で直面する課題を乗り越える手助けとなるかについて詳しく紹介されています。また、視聴者に対して気軽に手にとって読んでみることを勧めています。
>
> この要約をもとに、さらに詳しい記事にまとめることも可能です。必要であればお知らせください。

3）動画要約できるChrome拡張機能を使う

GoogleChromeの拡張機能のなかには、文字起こしをして、ChatGPTで要約してくれるものがあります。そのうちの一つが「YouTube Summary with ChatGPT & Claude」（Webサイト3）です。

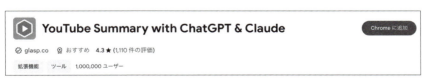

上記のURLにアクセス（Chromeウェブストアで検索などでもたどりつけます）し、「Chromeに追加」を押します。すると、GoogleChromeの拡張機能の一覧に追加され

ます(GoogleChrome右上あたりで、アイコンの左に拡張機能が並びます)。

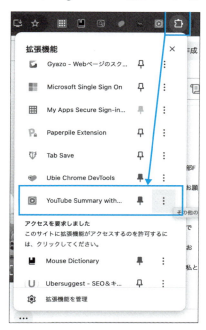

こちらの拡張機能をクリックすると以下のような設定画面がでます。ここで「Language」を「日本語」に設定しましょう。ほかにも、使用する生成AIを選んだりできますのでお好みで設定してください。

YouTube Summary with ChatGPT & Claude   Write a Review ✎

Extension Settings

Theme: ● Auto ○ Light ○ Dark

Copy Format: ● Plain Text ○ Markdown

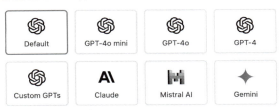

Language

日本語 ⌄

*This is only for prompt at this moment.

経験上、英語以外の言語で回答を得るには時間がかかります。そのため、英語で回答を得て、DeepLやGoogle翻訳を使用して母国語に翻訳することをお勧めします。

GoogleChromeに拡張機能を追加した状態でYoutubeの動画を開くと、以下のような「Summarize Video」ボタンが出現します。

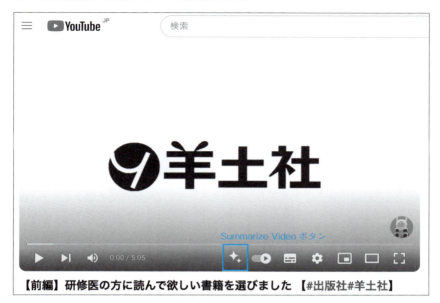

　「Summarize Video」ボタンを押すと、ChatGPTを開き、自動で文字起こしの要約をはじめてくれます。

> **プロンプト**
>
> 以下を5つの要点で要約してください。in Japanese．タイトル: "【前編】研修医の方に読んで欲しい書籍を選びました【#出版社#羊土社】" 書き起こし: "はい用土者営業部Mです用土者編集部Fですよろしくお願いしますよろしくお願いしますというわけで今回の企画はこちら私が選んだ研修員の方に読んでいただきたい用土者の本県主の方におすすめの用土者書籍をお題に基づき私とFさんが選んでまいりましたのでそちらをご紹介しますよろしくお願いしますよろしくお願いします［音楽］はいそれでは早速参りましょう
> ～（以下省略）

> **生成AIの出力**
>
> **企画の概要と目的**
> 研修医に読んでほしい羊土社の書籍を営業部Mさんと編集部Fさんが紹介する企画です。テーマは「挫折せずに通読できる本」です。
>
> **Fさんのおすすめ書籍**
> Fさんが紹介したのは「研修医の羅針盤 現場の壁を乗り越える国試に出ない必須3スキル」。この本は臨床研修1年目から2年目の研修医が抱える悩みを解決するためのコミュニケーション

スキル、臨床推論スキル、意思決定スキルの3つを解説しています。

書籍の特徴

この書籍は196ページで、各章の冒頭に漫画があり、イラストや図も豊富で、読みやすい構成となっています。重要なポイントは太字や下線で強調され、まとめページもあり、どこからでも読みはじめられる設計です。

内容の具体例

漫画では、多職種とのコミュニケーションの失敗を描き、その後の解説で具体的な解決策を提示する形式になっています。これにより、読者が共感しやすく、内容に入り込みやすくなっています。

Fさんの推奨ポイント

Fさんは、この本が気軽に手にとって何度でも読めること、また、挫折しにくい構成になっていることを強調しています。興味がある方はぜひ手にとって読んでみてくださいと締めくくりました。

まとめ

　YouTubeの動画を簡単に要約して内容を把握する方法をいくつかご紹介しました。もちろん視覚的な効果を含めると動画を確認することが一番よいですが、忙しくて時間がとれない、とりあえず全体像を把握したい、というようなときなどにお勧めです。

掲載Webサイト

1) 羊土社 営業部：【前編】研修医の方に読んで欲しい書籍を選びました
https://www.youtube.com/watch?v=SuCKELqlS5Q（2024年12月閲覧）

2) OpenAI：Free YouTube Summarizer
https://chatgpt.com/g/g-fL6Xsk6UU-free-youtube-summarizer（2024年12月閲覧）

3) Chrome ウェブストア：YouTube Summary with ChatGPT & Claude
https://chromewebstore.google.com/detail/youtube-summary-with-chat/nmmicjeknamkfloonkhhcjmo-mieiodli?pli=1（2024年12月閲覧）

第5章　文献調査、学会発表に活かす

1 抄読会の準備、スライドの作成、レビュー

はじめに

探した論文を抄読会向けに要約して、スライドにしてもらう方法を紹介します。

1. 論文内容の要約

どのように要約するかを含めて、ChatGPTと対話しながら進めていこうと思います。まずはスライドの構成から聞いてみます。

> **プロンプト**
>
> 医学論文の抄読会用のスライドをまとめたいです。どのような構成で、スライドを作成するとよいでしょうか。

> **生成AIの出力**
>
> 医学論文の抄読会用のスライドを効果的にまとめるためには、以下のような構成が一般的です。これは、論文の内容を理解しやすく、かつディスカッションを促進するのに役立ちます。
>
> **1. タイトルスライド**
> - 論文のタイトル
> - 著者名
> - 発表日
> - 発表者の名前

第5章-1　抄読会の準備、スライドの作成、レビュー　201

2. 背景（Background）

◆ 研究の背景：この研究がなぜ重要なのかを説明します。
◆ 先行研究：過去の関連研究や、その研究によって浮かび上がった課題を簡単に紹介します。
◆ 研究の目的：この研究が解決しようとしている問題を明確にします。

3. 研究の目的（Objective）

◆ 具体的な研究目的：何を明らかにするための研究かを述べます。

4. 方法（Methods）

◆ 研究デザイン：ランダム化比較試験（RCT）、コホート研究、症例対照研究など。
◆ 対象者：サンプルサイズ、対象者の選定基準（インクルージョン・エクスクルージョン基準）を含めます。
◆ 介入や比較：どのような介入が行われ、どのように比較されたのか。
◆ 測定項目：主要評価項目（Primary Outcome）と副次的評価項目（Secondary Outcome）。
◆ データ解析：使用された統計手法。

5. 結果（Results）

◆ 主要結果：主要評価項目に関する結果を示します。
◆ 副次的結果：副次的評価項目やサブグループ解析の結果。
◆ 統計的有意性：P値や信頼区間などの統計データを提示します。
◆ グラフや表：結果を視覚的に示すための図表を使います。

6. 考察（Discussion）

◆ 主要な知見：研究の主要な発見を整理します。
◆ 結果の解釈：結果の意味を解釈し、背景情報や先行研究と比較します。
◆ 限界：研究の制約やバイアスの可能性を指摘します。
◆ 臨床的意義：臨床実践にどのように応用できるかを議論します。

7. 結論（Conclusion）

◆ 研究のまとめ：研究の成果を簡潔にまとめます。
◆ 今後の課題：次の研究に向けた提案や残された課題を示します。

8. 質疑応答（Q&A）

◆ スライドの最後に、質問を受け付けるための時間を設けます。

9. 参考文献（References）

◆ 使用した文献や関連する重要な文献をリストアップします。

このような構成でスライドを作成すると、論文の要点を効果的に伝え、抄読会での議論をスムーズに進めることができます。スライドのデザインはシンプルに保ち、視覚的にわかりやすい図表や箇条書きを活用するとよいでしょう。

　内容に特に違和感がないように思いますのでひとまず今回はこの形式でアウトプットしてもらおうと思います。次に、この形式でアウトプットするためのプロンプトを考えてもらいます。

プロンプト

抄読会用に与えられた論文の内容をスライドにまとめるプロンプトを作成してください。

生成AIの出力

抄読会用に論文の内容をスライドにまとめる際のプロンプトは以下のように作成すると良いでしょう。これに従って、論文の要点を簡潔かつ効果的にスライドに反映させることができます。

【論文のタイトル】
次の論文の内容を以下の指示に従ってスライドにまとめてください。

1. タイトルスライド

- 論文のタイトル、著者名、発表日、および発表者の名前をスライドに記載する。

2. 背景（Background）

- この研究がなぜ重要であるか、どのような問題を解決しようとしているのかを簡潔に説明する。
- 関連する先行研究や、この研究の目的がどのように設定されたかについて言及する。

3. 研究の目的（Objective）

- 研究の主たる目的を明確に記述し、具体的に何を明らかにしようとしているのかをスライドに記載する。

4. 方法（Methods）

- 研究デザイン（例：ランダム化比較試験、コホート研究など）を記述する。
- 対象者の選定基準、介入内容、比較対象、主要な測定項目、そして使用されたデータ解析手法を簡潔にまとめる。

5. 結果（Results）

- 主要な研究結果を、統計的有意性とともに記載する。
- 必要に応じて、結果を示すグラフや表をスライドに挿入する。

6. 考察（Discussion）

- 研究の主要な発見を整理し、その結果の解釈を行う。
- 結果の臨床的意義や研究の限界、さらには次の研究に向けた課題を明示する。

7. 結論（Conclusion）

- ○研究の結論を簡潔にまとめ、抄読会での討論に繋げるためのポイントを提示する。

8. 参考文献（References）

- 参考にした文献や関連文献をリストアップし、適切な引用を行う。

9. 質疑応答用のスライド（Q&A）

- 質問や討論に備えたスライドを用意する。

【補足】
- 各スライドの内容は簡潔かつ視覚的にわかりやすくまとめる。
- グラフや表を使用して、結果を視覚的に示すよう心掛ける。
- 重要な情報や結論に焦点を当て、発表時間を考慮してスライド数を調整する。

第5章-1 抄読会の準備、スライドの作成、レビュー 203

> このプロンプトを使ってスライドを作成すれば、抄読会での発表に必要な要素を網羅した効果的なスライドを作成することができるでしょう。

　では、実際にこのプロンプトを使って、要約をつくってみてもらいましょう。

　今回は、「COVID-19パンデミック中の遠隔運動トレーニング介入」についての論文[1]を使用してみます。

プロンプト

【論文のタイトル】
次の論文の内容を以下の指示に従ってスライドにまとめてください。
Remote Exercise Training Intervention During the COVID-19 Pandemic: Randomized Controlled Trial
1. タイトルスライド
○論文のタイトル、著者名、発表日、および発表者の名前をスライドに記載する。
2. 背景（Background）
○この研究がなぜ重要であるか、どのような問題を解決しようとしているのかを簡潔に説明する。
○関連する先行研究や、この研究の目的がどのように設定されたかについて言及する。
3. 研究の目的（Objective）
〜（以下省略）

生成AIの出力

以下は、提供された論文に基づいて作成されたスライドの内容を日本語でまとめたものです。

タイトルスライド

- ◆ タイトル：COVID-19パンデミック中の遠隔運動トレーニング介入：ランダム化比較試験
- ◆ 著者：Keito F A Philippi, Peter Zeier, Alexandra Brahmer, Elmo W I Neuberger, Magdalena Sandner, Matthias Hagenah, Thilo Porten, Regina Lenz, David T Ochmann, Florian Wedekink, Jörg Wischhusen, Beat Lutz, Klaus Lieb, Michèle Wessa, Perikles Simon
- ◆ 発表日：2024年
- ◆ 発表者：[あなたの名前]

背景（Background）

- ◆ 研究の重要性：
- ○COVID-19パンデミックによるロックダウンと社会的制限は、身体的および精神的健康に悪影響を与えました。
- ○身体運動の健康への効果は既に知られていますが、パンデミック中の遠隔運動介入の実現可能性と効果については不明でした。
- ◆ 先行研究：
- ○過去の研究では、身体運動が有酸素能力の向上やうつ症状の軽減に寄与することが確認されています。
- ◆ 研究の目的：
- ○本研究は、パンデミック中における遠隔運動介入の実現可能性とストレス緩和効果を探るこ

とを目的としています。

研究の目的（Objective）

◆ 主たる目的：

○遠隔運動トレーニングプログラムの実現可能性を評価し、COVID-19によるロックダウンが身体的および精神的健康に与える悪影響を緩和できるかを検証する。

◆ 具体的な目標：

○遠隔トレーニングを受けた群と対照群の間で、有酸素能力（VO2peak）とうつ症状の変化を評価する。

方法（Methods）

◆ 研究デザイン：

○2つのコホート（COVID-19前とロックダウン中）を対象としたランダム化比較試験。

◆ 対象者：

○18歳から45歳の、週120分未満の運動しか行っていない健康な成人。

◆ 介入内容：

○個別に調整された週次の遠隔運動トレーニングセッションを提供。元々は8週間のプログラムだったが、ロックダウン中は平均17.7週間に延長。

◆ 測定項目：

○有酸素能力（VO2peak）とうつ症状（Brief Symptom Inventory-18）。

◆ データ解析手法：

○Aligned rank transform ANOVA および Wilcoxon 検定を用いて、介入前後の変化を比較。

結果（Results）

◆ 主要な研究結果：

○実現可能性：両コホートで低い離脱率と高い遵守率（84%）が確認され、遠隔運動介入が通常時およびロックダウン時でも実現可能であることが示された。

○有酸素能力：COVID-19前のコホートでは、介入群でVO2peakが有意に向上し、ロックダウン中のコホートでは、対照群が減少したのに対し、介入群では維持された。

○うつ症状：COVID-19前のコホートでは有意な変化はなかったが、ロックダウン中の対照群ではうつ症状が若干増加し、介入群ではこれが緩和された。

考察（Discussion）

◆ 研究結果の解釈：

○本研究は、遠隔運動介入がパンデミックのようなストレスの多い状況で、身体的および精神的健康を維持するのに効果的であることを示唆している。

○介入は、COVID-19による制限の悪影響を緩和し、フィットネスの低下を防ぐことができる。

◆ 臨床的意義：

○遠隔運動プログラムは、制限された身体活動期間中の健康維持に有用である可能性がある。

◆ 研究の限界：

○サンプルサイズが小さく、統計的な力が限られているため、今後の研究で検証が必要。

◆ 今後の課題：

○より大規模なサンプルと異なるストレスシナリオでの研究により、身体運動のストレス緩和効果を確認する。

結論（Conclusion）

◆ 要約：

○遠隔運動介入は、パンデミックのようなストレスの多い状況で、身体的および精神的健康を

維持する上で実現可能かつ有効である。

○ストレス管理のために、遠隔運動を公衆衛生戦略に統合することが重要である。

参考文献（References）

◆ 論文で引用された関連文献を適切な引用形式でリストアップしてください。

質疑応答用のスライド（Q&A）

◆ 討論の準備：

○遠隔運動介入の実現可能性、効果、およびその広範な意義についての質問や討論のためのポイントを用意する。

スライドの内容は簡潔で視覚的に分かりやすいものにし、結果のスライドには論文から得られたグラフや表を挿入することをお勧めします。また、発表時間に応じてスライド数を調整してください。

もう少し詳細化したい部分はありますが、最終調整は行うとして、スライドに出力してもらいましょう。

プロンプト

まとめられた内容を pptx で出力してください。

生成AIの出力

PPTX ファイルが作成されました。以下のリンクからダウンロードできます。
Remote_Exercise_Training_COVID19_Presentation.pptx

こちらのファイルをダウンロードすると以下のようなスライドになっています。

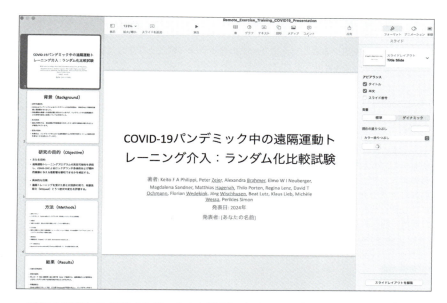

詳細の手直しは必要ですが、かなり時短になるのではないでしょうか。自分のスタイルに合わせてプロンプトを調整するとより適切な出力になります。

2. 発表に向けての準備

次に、この抄読会スライドを使った際にどのような質問がくるかを想定しましょう。まずプロンプトから考えてもらいます。

プロンプト
医学論文の抄読会のスライドについて、上級医からどのような質問がくるかをChatGPTに想定してもらうためのプロンプトを考えてください。

生成AIの出力
こちらがプロンプトの案です：

「あなたは医師として、医学論文の抄読会で発表を行う準備をしています。この発表に対して、上級医からどのような質問がくるかを事前に想定したいと考えています。
以下の医学論文の抄読会のスライドについて、上級医が興味を持ちそうなポイント、深掘りしたいと考えるであろう内容、または批判的に見る可能性がある点を踏まえて、どのような質問が来るかをリストアップしてください。質問の内容は、スライドの各セクションに対応するも

の、研究デザイン、統計解析、臨床的意義など、多岐にわたるものであることを希望します」

このプロンプトを使用することで、医学論文の発表準備に役立つ具体的な質問のシミュレーションが可能になります。

　こちらを使ってみましょう。

プロンプト

あなたは医師として、医学論文の抄読会で発表を行う準備をしています。この発表に対して、上級医からどのような質問がくるかを事前に想定したいと考えています。以下の医学論文の抄読会のスライドについて、上級医が興味を持ちそうなポイント、深掘りしたいと考えるであろう内容、または批判的に見る可能性がある点を踏まえて、どのような質問が来るかをリストアップしてください。質問の内容は、スライドの各セクションに対応するもの、研究デザイン、統計解析、臨床的意義など、多岐にわたるものであることを希望します。
Remote_Exercise_Training_COVID19_Presentation.pptx

生成AIの出力

この抄読会のスライドに基づき、上級医から考えられる質問を以下にリストアップしました。これらの質問は、研究のデザイン、方法論、結果の解釈、臨床的意義など、多岐にわたる分野に関するものです。

背景と研究の重要性に関する質問

1.COVID-19パンデミックの文脈における遠隔運動の選択：
- なぜこの研究はCOVID-19パンデミック時における遠隔運動に焦点を当てたのか？
- 他の介入（例えば、メンタルヘルスサポートなど）を比較対象にしなかった理由は？

2.先行研究との比較：
- 過去の研究と比較して、この研究が特に新規性をもつ点は何か？

研究デザインと方法に関する質問

1.サンプルの選定基準：
- 健康な成人を対象にした理由は何か？ COVID-19のリスクが高い集団（高齢者や基礎疾患のある人々）を対象にしなかった理由は？

2.コントロール群の設定：
- 対照群として使用されたアプローチ（例えば、通常の活動や運動をしない群）について、他にどのような選択肢があったか？ 対照群の選択が結果にどのように影響を与えた可能性があるか？

3.介入の持続期間：
- 介入期間が8週間から17.7週間に延長された影響について、結果にどのような影響があったと考えるか？

4.データ解析手法の選択：
- Aligned rank transform ANOVAおよびWilcoxon検定の使用理由は？ 他の解析手法ではどのような結果が得られる可能性があるか？

結果に関する質問

1. VO2peak の変化：
◆ COVID-19前のコホートとロックダウン中のコホートで異なる結果が得られた理由について、どのように解釈しているか？

2. うつ症状の評価：
◆ うつ症状に関して有意な変化が見られなかったコホートに対して、他のメンタルヘルス関連の指標を評価することで結果が異なった可能性は？

考察と臨床的意義に関する質問

1. 遠隔運動の広範な応用可能性：
◆ パンデミック以外のストレス状況でもこのアプローチが有効である可能性について、どのように考えているか？

2. サンプルサイズと統計的力の限界：
◆ サンプルサイズが小さいことによる影響をどのように考察しているか？ これが結果の再現性に与えるリスクは？

3. 臨床的な実装に向けた課題：
◆ 遠隔運動プログラムを実際の医療現場や公衆衛生戦略に統合する際の主要な障壁は何か？

研究の限界と今後の方向性に関する質問

1. サンプルの多様性の欠如：
◆ この研究で対象とした集団が特定の年齢層や運動レベルに限定されているが、より多様なサンプルでの結果がどのように異なる可能性があるか？

2. ストレスシナリオの異なる設定での応用：
◆ 異なるストレス状況（例えば、他の災害や社会的な混乱）の下で、同様の効果が期待できるか？

これらの質問に対して準備を行うことで、発表中に上級医から受けるであろう質問に自信を持って答えられるようになるでしょう。

自身の勉強としても、論文を見直すよい機会になりそうですね。

まとめ

いかがだったでしょうか。抄読会の発表用スライドについて、たたき台をつくるプロンプトそのものを作るところからやってみました。

実際に使ってみて、個人の好みに合わせてプロンプトをチューニングしていくことで、よりよいものになっていきます。今回はChatGPTで行いましたが、ClaudeやGeminiなど他の生成AIとの違いを比較してもよいでしょう。

また、発表時の想定質問なども考えてもらうことで、対策、自身の理解をさらに深めることができます。

論文の内容を読み込ませる方法としてはPDF、あるいは論文の内容をテキストとしてコピーして貼り付ける方法があります。PDFを読み込ませる機能はChatGPTやClaudeといった生成AIに搭載されています。PowerPoint（.pptx）の形式での出力についてはChatGPTは可能ですがClaudeなどは対応していないので注意が必要です。

文献
1）Philippi KFA, et al：Remote Exercise Training Intervention During the COVID-19 Pandemic: Randomized Controlled Trial. J Med Internet Res, 26：e53145, 2024（PMID：39116428）

第5章　献調査、学会発表に活かす

2 生成AIを使った論文検索ツール

はじめに

　生成AIとの組み合わせで論文検索・論文理解が進むツールがいくつかありますので紹介します。

1. Perplexity.ai

　質問を入力することで、Web上から参考元とするサイトを検索し回答を作成してくれます。日本語でも入力可能ですが、参考先の言語＝入力言語になるので、pubmedなどで検索して欲しい場合は、英語で検索する必要があります。

　日本語で聞くと以下のように、日本語のサイトから引用して回答が作られます。

● URL：https://www.perplexity.ai/（Webサイト1）

飲酒と発癌の関係について教えて下さい。

⚬∴ ソース

日本人のがんリスク お酒の影響が一番大きい部位は？ ● nikkei · 1	がんの発生要因：[国立がん研究センター がん情報サービス 一般の方 … ● ganjoho · 2	飲酒により引き起こされる病気「がん」 - 減酒.jp ● gen-shu · 3	◐●◐◐◐ 5 件をもっと見る

✲ 回答

飲酒とがんの発生には密接な関係があることが研究によって明らかになっています。以下に主な点をまとめます。

全体的な影響

飲酒は全部位のがんのリスクを高めることが確実とされています ② 。日本人の研究では、1日2合未満に抑えることで、男性全体の12.5%のがん発症を防げる可能性があるとの報告もあります ③ 。

英語で、また「pubmed」「/site:pubmed.ncbi.nlm.nih.gov」などを入力すると、PubMed から引用して回答を作成してくれます。

What is the relationship between alcohol consumption and carcinogenesis? pubmed

⚬∴ ソース

Alcohol Consumption and the Risk of Cancer - PMC - NCBI ● ncbi.nlm.nih · 1	Alcohol consumption as a cause of cancer - PubMed ● pubmed.ncbi.nl… · 2	Alcohol consumption and cancer risk - PubMed ● pubmed.ncbi.nl… · 3	◐◐◐ 5 件をもっと見る

✲ 回答

Alcohol consumption has a significant relationship with carcinogenesis, increasing the risk of several types of cancer. Here's an overview of the key findings:

Cancer Risk

Alcohol consumption is associated with an increased risk of cancer at multiple sites in the body ① ② . The strongest links have been found for:

- Cancers of the oral cavity, pharynx, esophagus, and larynx (4-5 fold increased risk with heavy drinking) ① ③
- Liver cancer

クリニカルクエスチョンについてサッと調べたい場合にお勧めです。

また、無料でも使用可能ですが、月額20ドルの有料版にすると、リサーチアシスタントのモデル（質問の解釈や生成に使われる）について、高度なモデルを選択することが可能です。また利用回数の制限が解除されます。

2. SciSpace

質問を入力することで、サイトに登録された論文（2024年9月現在 約1,300万件）から、関連度の高い論文をピックアップし、TOP5からの要約および、検索結果の論文とその要約の一覧が得られるサービスです。Googleアカウントでの登録を必要とします。

● URL：https://typeset.io/ （Webサイト2）

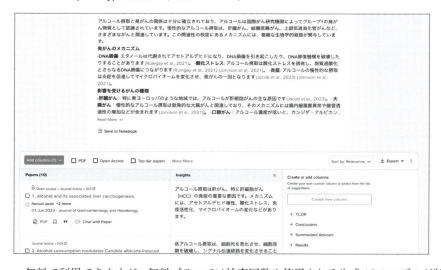

無料で利用できますが、無料プランでは検索回数や使用される生成AIのモデルが制限されています。有料プランでは、論文の検索制限はなく、さらにCSVなどでのエクスポートが可能になります。

3. Consensus.app

　質問を入力することで、公開されている科学研究に関する学術論文から、ユーザーが必要とする情報を抽出し、結果を要約・集計するAI搭載の検索サービスです。
　無料でも回数制限なく利用できます。ただし無料版では、論文を要約する機能と結果を集計する機能が月3回までに制限されています。
　質問した内容がYes/Noの場合には「Consensus Meter」によって、一般的にはYes/Noどちらの意見が多いかをみることができます。
● URL：https://consensus.app/　（Webサイト３）

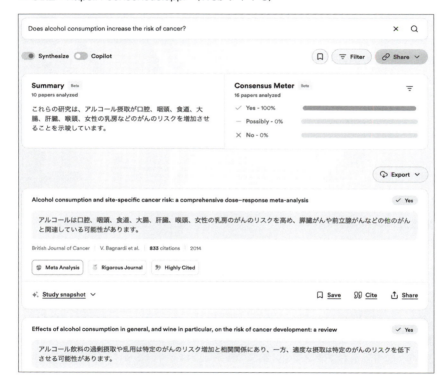

4. Elicit

　質問を入力することで、公開されている科学研究に関する学術論文から、ユーザーが必要とする情報を抽出し、結果を要約・集計するAI搭載の検索サービスです。有料版では、分析結果のCSVなどでの出力や論文内のデータのまとめなどの機能が利用できます。
● URL：https://elicit.com/ （Webサイト4）

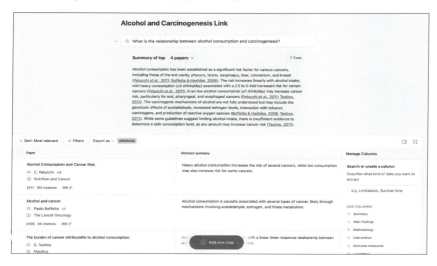

5. Felo.ai

　質問を入力することで、公開されている情報から、ユーザーが必要とする情報を抽出し、結果を要約・集計するAI搭載の検索サービスです。検索タイミングで「論文検索」を押すことで、アカデミアに寄った検索をしてくれます（論文に限定されるわけではありません）。また、右上の「プレゼンテーションを生成」を押すと、デザインを選ぶだけで簡単な説明スライドを作成してくれます。病気の勉強会に使うようなスライドはこれだけで事足りるかもしれません。また「pubmed」「/site:pubmed.ncbi.nlm.nih.gov」などを入力すると、pubmedから引用して回答を作成してくれます。
● URL：https://felo.ai/ja/search （Webサイト5）

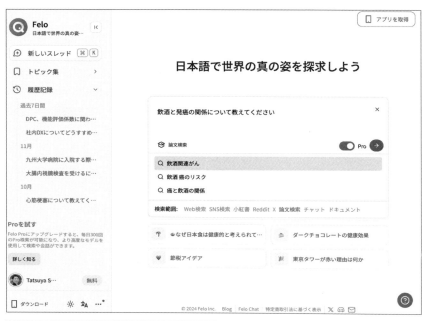

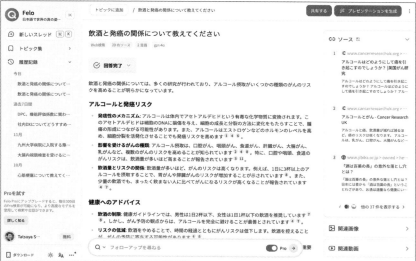

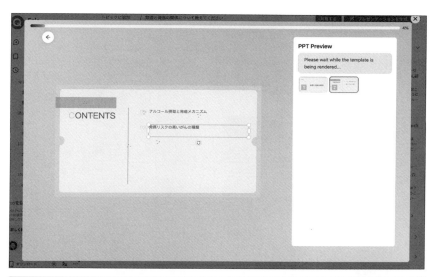

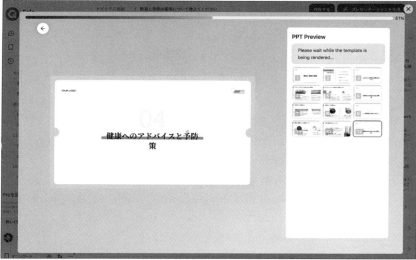

第5章-2 生成AIを使った論文検索ツール 217

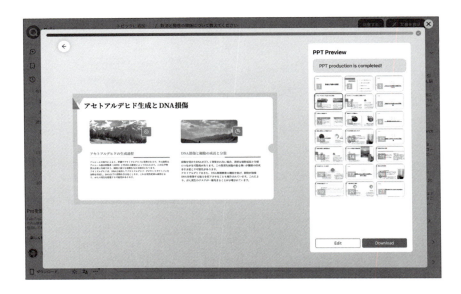

6. Genspark.ai

　質問を入力することで、公開されている情報から、ユーザーが必要とする情報を抽出し、結果を要約・集計するAI搭載の検索サービスです。質問に対する回答を作る際に、「Sparkpage」と言って、回答生成に参照したページのまとめページを作ることが一つの特徴です。回答を見たあとに、元の情報がどう書いてあるかチェックする際に、sparkpagesを参照することで理解が早まるようになっています。

　また「pubmed」「/site:pubmed.ncbi.nlm.nih.gov」などを入力すると、pubmedから引用して回答を作成してくれます。

● URL：https://www.genspark.ai/（Webサイト6）

Genspark　飲酒と発癌の関係について教えてください　↵

| 飲酒のリスク要因 | アルコールとがんの種類 | 健康影響とがん | 発癌のメカニズム | がんの統計データ | 発癌の予防策 |

AIによる直接回答

飲酒と発癌の関係について教えてください

飲酒と発癌の関係は、多くの研究によって明らかにされており、アルコール摂取が特定の
がんのリスクを高めることが示されています。

- **アルコールの代謝と発癌メカニズム**: アルコールは体内でアセトアルデヒドという有毒
  な化学物質に変換されます。このアセトアルデヒドはDNAに損傷を与え、細胞の成長や
  分裂に異常を引き起こし、腫瘍形成につながる可能性があります[12][13]。特に日本人の
  約40%は、アセトアルデヒドを分解する酵素（ALDH2）の活性が低いため、少量の飲
  酒でもリスクが高まることが知られています[16][19]。
- **飲酒量とがんリスクの関係**: 飲酒量が増えるほど、特定のがんのリスクも高まります。
  例えば：
- 乳がん：エタノール摂取量が10g（約250mlのビール）増加するごとに、乳がんリスク
  が7.1%増加します[13]。
- 大腸がん：エタノール摂取量50g（約500mlのビール）で1.4倍のリスク増加が見られま
  す[13][14]。
- 食道がん：特に喫煙者では、飲酒量が増えるほど食道がんの発生率が高くなります[11]
  [13]。
- **日本人における特徴**: 日本人は同じ飲酒量でも欧米人よりも大腸がんリスクの増加がや
  や大きい傾向があります[13][14]。また、日本人男性では1日あたり23g（約一合）のエタ
  ノール摂取で胃がん罹患リスクが有意に高まることが示されています[15]。
- **予防ガイドライン**: 日本では、純エタノール量換算で1日あたり23g程度までの飲酒が推
  奨されています。これを超えると、さまざまながんリスクが増加するため、飲まない人
  や飲めない人には無理に飲酒を勧めないことも重要です[22][23]。
- **その他の影響要因**:
- アルコールはホルモンバランス、特にエストロゲンレベルを上昇させ、これもがんリス
  クを高める要因となります[12]。
- 飲酒と喫煙の組み合わせは、特に頭頸部や食道のがんリスクを大幅に増加させます[17]

第5章-2　生成AIを使った論文検索ツール　219

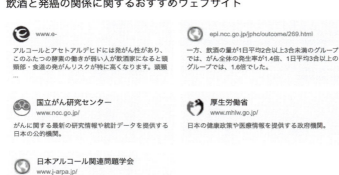

まとめ

　生成 AI を利用して、論文の検索や理解を早めるサービスを紹介しました。基本的な機能として、検索結果を要約する機能、検索結果を一覧する機能があります。多少の違いとして、Consensus.app の ConsensusMeter であったり、Elicit の論文からのデータ抽出機能などがあります。また現段階では PubMed をうまく使いこなしたほうがい

いのでは、という結論に至ることももちろんあると思います。実際に使ってみて、リストアップされる論文の好みなどからどのサービスが自分に向いているかを検討することがよいと思います。

掲載Webサイト

1) Perplexity
   https://www.perplexity.ai/（2024年12月閲覧）

2) SciSpace：AI Chat for scientific PDFs
   https://typeset.io/（2024年12月閲覧）

3) Consensus：AI-powered Academic Search Engine
   https://consensus.app/（2024年12月閲覧）

4) Elicit：The AI Research Assistant
   https://elicit.com/（2024年12月閲覧）

5) Felo–無料のAI検索エンジン
   https://felo.ai/ja/search（2024年12月閲覧）

6) Genspark
   https://www.genspark.ai/（2024年12月閲覧）

第5章　文献調査、学会発表に活かす

3 論文理解を早める

はじめに

生成AIや、生成AIを使ったツールによって、論文の理解を早めることが可能です。

1. プロンプトを工夫する

　一つには、**第5章-1**「抄読会の準備、スライドの作成、レビュー」で紹介したプロンプトを使うことで、論文の全体像を早くつかむことができます。

　他には**第2章-5**「プロンプトの質をさらに高める」で紹介した以下のようなゴールシークプロンプト（**プロンプト11**）も参考になります。

プロンプト

あなたは論文解説アシスタントです。
ユーザーが入力したPDFまたはURLに対して、以下の{回答形式}に厳密に従い、出力してください。
 - 非常に重要：「わかりました、Here are...」などの返事は不要です。no talk, just go.
 - 非常に重要：リストは、「-」をつけるのではなく、冒頭に半角スペースを入れて、改行をしないでください。
回答形式
・論文の内容はどんなもの？
・先行研究と比べてどこがすごい？
・技術や手法のキモはどこ？ {5 lines}

222　医師の「できたらいいな」を叶える! ChatGPT仕事革命

・どうやって有効だと検証した？ {5 lines}
・議論はある？ {3-5 lines}
・次に読むべき論文は？ {including accurate article titles}
出力スタイル
見出しは、以下のように修飾してください。
1. h2見出し
aaa => [*** aaa]
2. h3見出し
aaa => [** aaa]
3. h4見出し
aaa => [* aaa]
リストは、「-」をつけるのではなく、冒頭に半角スペースを入れて、改行を入れずに、以下のようにしてください。
Before:
- Trust & Safety
- National security: Frontier threats
- Region-specific: Multilingual
After:
 Trust & Safety
 National security: Frontier threats
 Region-specific: Multilingual
ネストを含むリストは、以下のように2回半角スペースを入れてください。
Before:
- Trust & Safety
  - National security: Frontier threats
  - Region-specific: Multilingual
After:
 Trust & Safety
   National security: Frontier threats
   Region-specific: Multilingual
丁寧語はやめてください。
Before:
行われました。
After:
行われた。
出力例
[*** 不公平な上位表示]
グーグルは、2024年3月に以下を発表している。

[** アルゴリズムの変更]
AIで作られたコンテンツを削除した。
 a
  a-1
  a-2
 b

```
  b-1
  b-2
 c
# 制約条件
- 非常に重要：「わかりました、Here are...」などの返事は不要です。no talk, just go.
- 非常に重要：リストは、「-」をつけるのではなく、冒頭に半角スペースを入れて、改行をし
ないでください。
```

2. 論文理解に特化した GPTs を使う

第2章-8「おすすめGPTs」で紹介した「Paper Interpreter（Japanese）」で論文PDFをアップロードすることで、背景・方法・結果・議論などの部分について要約して出力してくれます。

3. NotebookLM を使う

第3章-1「手持ちの資料検索を加速するNotebookLM」で紹介したNotebookLMではアップロードされたPDFの要約の生成、また考えられる質問などを生成してくれます。質問形式で理解を深めたい場合にはお勧めです。

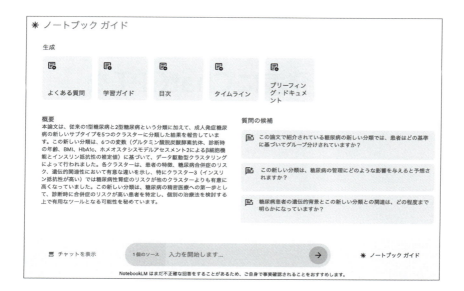

まとめ

　こちらでは、一つの論文の理解を深める・理解を早くする、という観点でのプロンプトやサービスについて紹介しました。もし複数のリスト化された論文を一気に要約したい、などの場合には**第6章-4**「先行研究調査を簡単に行おう②」の内容が参考になりますのでご参照ください。

第5章　文献調査、学会発表に活かす

4 学会発表にChatGPTを役立てる

はじめに

　学会発表の準備を楽にする方法についてまとめています。学会発表時に必要な症例データや、研究データそのものはご自身で準備するしかありませんが、それをスライドに起こす、抄録を作成するなどの部分については生成AIの力で楽にすることが可能です。

1. 抄録の準備

　内容がPowerPointやあるいはテキストでできていれば、その内容をChatGPTにアップロードして「抄録に要約してください」というと作成が可能です。ポイントとして、「Pythonを使って文字数がXXX字以内になるようにチェックしてください」とつけることです。ChatGPTなど生成AIそのものには文字数を制限する機能はありませんが、Python実行機能がついているChatGPTやGeminiではPythonの機能で出力された文章の文字数を確実に数えてもらうことが可能です。

2. 発表スライド準備の補助

1）検査結果入力

　発表スライドのなかで、採血結果の入力はとても地味で面倒な作業ではないでしょうか。ChatGPTにはOCR機能（画像の中の文字読み取り機能）がついており、スクリーンショットなどをアップロードすることで、検査結果を以下のように、テキストとして出力することが可能です。カルテによって表示形式は異なりますのでプロンプトは微調整するとよいでしょう。また、患者さんの個人情報などが含まれないように注意しましょう。

プロンプト

アップロードされた血液検査結果について、日付毎に「項目名 数値 単位」という形で半角スペースを挟んだ形で出力できますか？ 単位には（ ）は不要です。

検査項目	基準値	2021-12-01	2024-03-12
☐ HbA1c(NGSP) (%)	4.6~6.2		
☐ WBC(院内) (10**2/μL)	40~90	91.5	59.9
☐ RBC(院内) (10**4/μL)	376~570	57	512
☐ HGB(院内) (g/dL)	12.0~18.0		15.78
☐ HCT(院内) (%)	33.5~52.0		45.6
☐ MCV(院内) (fL)	80.0~100	36.8	89.1
☐ MCH(院内) (pg)	28.0~32.0		30.8
☐ MCHC(院内) (g/gL)	31.0~35.0		34.6
☐ PLT(院内) (10**4/μL)	15.0~35.0		21.44
☐ LY%(院内) (%)	17.0~57.0		30.36
☐ MO%(院内) (%)	0.0~9.0		5.93
☐ GR%(院内) (%)	42.0~85.0		63.71
☐ LY(院内) (10**2/μL)	7~51		18.2
☐ MO(院内) (10**2/μL)	0~9		3.6
☐ GR(院内) (10**2/μL)	17~77		38.1
☐ RDW-CV(院内) (%)	11.6~14.0		12.0
☐ RDW-SD(院内) (fL)	39.0~46.0		42.8
☐ PCT(院内) (%)	0.16~0.33		0.17
☐ MPV(院内) (fL)	7.0~11.0		8.1
☐ PDW(院内) (%)	15.0~17.0		17.4

生成AIの出力

2021-12-01:
- WBC 91.5 10**2/μL
- RBC 57 10**4/μL
～（中略）～
- PDW 17.4 %
2024-03-12:
- WBC 59.9 10**2/μL
- RBC 512 10**4/μL

- HGB 15.78 g/dL
- HCT 45.6 %
- MCV 89.1 fL
~ （中略） ~
- PCT 0.17 %
- MPV 8.1 fL
- PDW 17.4 %

2）考察を一緒に考えてもらう

　症例報告などその流れについてChatGPTに入力し「どのような考察がいいですか？」などと聞くとアイデアを出してくれます。

　通常のChatGPTなどでもいいですが個人的には「Clinical Question Refiner GPT」というGPTsなどがお勧めです（以下、Clinical Question Refiner GPTの入力例）。

プロンプト

左冠動脈起始部の石灰化が強く、繰り返し心筋梗塞を起こし、ロータアブレーションを必要とした症例報告をします。考察にはどのような内容が相応しいでしょうか。

生成AIの出力

左冠動脈起始部の石灰化が強く、繰り返し心筋梗塞を起こし、ロータブレーションを必要とした症例の考察には、以下の内容が適切です。

1. 病態生理学的背景

- 冠動脈石灰化のメカニズム：動脈硬化の進行による石灰化形成の機序や、石灰化が冠動脈血流に与える影響について説明します。
- 石灰化の重症度と心筋梗塞リスク：石灰化の進行が冠動脈の狭窄・閉塞を引き起こし、心筋梗塞のリスクを増加させるプロセスについて詳述します。特に左冠動脈起始部は血行動態に重要な部位であるため、石灰化の影響が大きいことを強調します。

2. 治療選択肢の考察

- 従来の治療法の限界：石灰化が進行した症例における従来の冠動脈インターベンション（PCIやバルーン拡張術）の有効性と限界を論じ、特に強い石灰化に対するこれらの治療法の効果が限定される点を述べます。
- ロータアブレーションの役割：強い石灰化に対する治療としてのロータアブレーションの役割や、そのメカニズム（石灰化病変を削ることでステントの拡張を容易にする）を解説します。さらに、ロータアブレーションが治療選択として選ばれた理由を説明し、手技の成功率や合併症リスクについても言及します。

3. 予後と管理の課題

- ロータアブレーション後の長期予後：術後の予後についての考察、特に石灰化が重度であった症例の再発リスクや、再狭窄の可能性について論じます。
- 繰り返し心筋梗塞を起こした要因の分析：なぜ繰り返し心筋梗塞を発症したのか、石灰化の重症度やその他の危険因子（例えば糖尿病や高血圧）が影響していた可能性についても言及

します。

4. 文献的考察

◆ 類似症例との比較：同様に重度の石灰化病変にロータアブレーションを用いた症例報告を引用し、この症例がそれらと比較してどのような特徴があるのかを述べます。また、他の新しい治療選択肢（IVL：衝撃波リトトリプシーなど）との比較や適応についても触れると良いでしょう。

5. 今後の展望

◆ 治療戦略の最適化：今後の治療法の進歩（薬物療法、デバイスの進化など）や、新たなエビデンスの蓄積により、重度石灰化病変の管理がどのように改善される可能性があるかについて考察します。

関連文献

PubMed などで、冠動脈石灰化やロータアブレーションに関する最新の文献を参照し、エビデンスに基づく知見を加えると、より深みのある考察ができます。
例えば、「Rotational Atherectomy for Severely Calcified Coronary Arteries」や「Coronary Artery Calcification: Pathophysiology and Clinical Implications」といったレビュー論文が参考になります。

3. 質問対策

　第5章-1「抄読会の準備、スライドの作成、レビュー」で記載したようなプロンプトを利用したり、「激詰め！学会予演会 GPT」という GPTs などを利用することで、事前に、客観的な目線で発表内容を確認し、想定される質問に備えることができますのでお勧めです。

まとめ

　本項では、学会発表に役立てる、という観点で生成 AI の使い方やサービスを紹介しました。一つのプロンプトやサービスで全ての準備が簡単に終わる、というものではありませんが、組み合わせて使うことで、準備が楽になるのではないかと思います。

第6章　AI時代の医療者を目指して

1 ChatGPTを通じてPython を使う

はじめに

ChatGPTの機能の一つ、「Advanced Data Analysis」があることで、ChatGPTでは通常の話言葉を利用して、プログラミング言語Pythonの機能の一部を使うことができます。Pythonの機能そのものをすべて使う必要はないですが、例えば患者のデータを入力して、そのプロファイルを出力してもらう、などが可能です。

1. 一般的なデータ分析

以下では、テスト患者データを入力し指示した例を示しています（架空のデータなので、数値は違和感あると思います）。

プロンプト

アップロードした患者データについて、心臓血管病のイベントを起こしたかどうかで分けて、連続変数の数値についてはグループの平均値、2値変数については1に当てはまる割合を、カテゴリ変数はそれぞれの割合を記載

id	age	gender	height	weight	bp_hi	bp_lo	cholesterol	gluc	smoke	alco	active	cardio
0	58	1	159.7621493	54.20534030	107	88	0	0	0	0	1	0
1	48	1	186.1226057	85.0484566	127	67	1	1	0	1	1	1
2	34	2	164.0386181	53.63815031	104	64	0	0	0	1	1	0
3	62	2	151.2157983	91.09300296	153	88	0	1	0	0	1	0
4	27	2	182.2736147	85.31211135	178	106	0	1	1	1	0	0
(以下省略)												

第6章-1　ChatGPTを通じてPythonを使う　　231

心臓血管病のイベントについて、それぞれの数値が有意差があるか計算してください。
またそれぞれの平均値について、心臓血管病のイベントを起こしたかどうかで分けて、箱ヒゲ図で表せますか。

生成AIの出力

（テキストは省略しています）

Continuous Variables Summary

		Mean (Cardio=1)	Mean (Cardio=0)	p-value
1	age	43.375	45.076923076923 08	0.4020979376678 5384
2	height	177.93596506655 265	173.01949902432 204	0.0188604743304 9257
3	weight	74.896339923728 76	75.937643899370 12	0.6313375974957 08
4	bp_hi	131.55208333333 334	132.163461538461 55	0.8683284610443 267
5	bp_lo	90.96875	89.298076923076 92	0.4920482591918 275

Binary Variables Summary

		Proportion (Cardio=1	Proportion (Cardio=0	p-value
1	gender	1.6041666666666 667	1.4903846153846 154	0.14094701183112 76
2	cholesterol	0.5520833333333 334	0.4519230769230 769	0.20273017064651 883
3	gluc	0.4895833333333 333	0.4230769230769 231	0.4228376049407 3164
4	smoke	0.4479166666666 667	0.47115384615384 615	0.8513262954004 508
5	alco	0.53125	0.5192307692307 693	0.9773890830068 848
6	active	0.53125	0.5865384615384 616	0.51932063701110 58

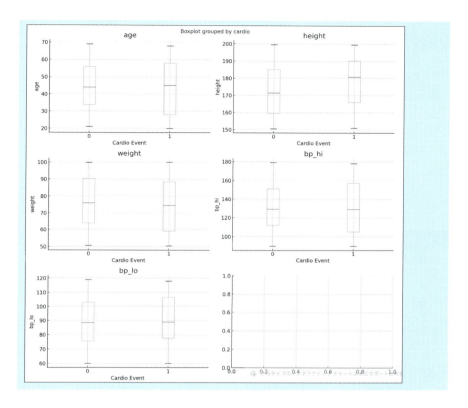

　このように、データを分析して可視化する、ということが一瞬でできてしまいます。Pythonの図の表記に慣れないためにRでの表記にしたい場合は、「Rの場合のコードを教えて」などと指示をすればコードを出力してくれます。

2. テキストマイニング

　アンケートデータなどの自由記載から、どのような単語が多く使われているかなど調べることを**テキストマイニング**といいます。Pythonを使用すると、集計の難しい自由記載のデータについて、可視化することが可能です。
　こちらも、AIに作ってもらったサンプルデータを利用しています。

プロンプト

アップロードしたファイルに、行った講演の感想一覧があります。どのような単語がよく出現するかを、pythonを使って調査してください。

ID	感想・自由記載
1	新しい知識が得られたので良かったです。
2	新しい知識が得られたので良かったです。
3	AIの活用に対して不安もありますが、期待も大きいです。
4	少し難しい部分もあったが、全体的に理解できました。
5	具体的な事例がもっとあると良かったです。
（以下省略）	

生成AIの出力

感想の内容が「感想・自由記載」という列に含まれていることが確認できました。それでは、このデータからよく出現する単語を調査するために、以下の手順を行います。

1. まず、感想のテキストを形態素解析し、単語に分割します。
2. 各単語の頻度を集計し、よく出現する単語を抽出します。

まず、一般的な日本語のストップワード（「の」、「です」、「が」などのよく使われるが意味の少ない単語）を除きながら、文字列の出現頻度を調べます。これにより、ある程度の頻出単語を抽出します

以下の通りです：

1. AI
2. 技術
3. 医療
4. 期待
5. 知識
6. 活用
7. 不安
8. リスク
9. 具体的

これらの単語から、参加者が「AI」や「技術」、「医療」といったテーマに大きな関心を持ち、特に「期待」と「不安」が共存していることが見受けられます。また、「具体的な事例」や「活用方法」に対する興味も強いことがわかります。

また、これを図示する方法として**ワードクラウド**というものがあります。

> **プロンプト**
> 結果についてワードクラウドで図示できますか？ フォントはアップロードしたものを使用してください。

> **生成AIの出力**

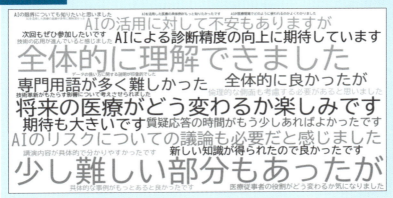

　元のサンプルデータをAIに作ってもらったのでかなり偏りがあるようですが、このように図示することも可能です。ちなみに、何もせず出力させると図の中の日本語部分が文字化けするのですが、日本語のフォントファイルをアップロードして使用させることで問題なく表示可能です（「フォント　フリー」などでGoogle検索するとフォントファイルは出てきます）。

　自由記載のカルテの内容を、こうしたテキストマイニングなどを使うことで新しい発見があるかもしれませんね。

3. クラスタリング

　クラスタリングとは「データ間の類似度に基づいてデータをグループ分けしていく手法」とされます。グルーピングと言った方がわかりやすいのかもしれません。例えば、糖尿病の中でも、インスリンの分泌能、コレステロールが多い、脂肪肝になっている、などほかのデータを合わせて判断し、クラスターを分けて、そこからそれぞれのクラスターごとに心血管リスクを推定する、ということができます。「1. 一般的なデータ分析」したデータで試してみます。

プロンプト

アップロードした患者データについて、クラスタリングをすることは可能でしょうか。 また クラスタリング結果を図示してください。 それぞれのクラスターの特徴について日本語で解説してください。

生成AIの出力

クラスタリングは、このデータに対して有効なアプローチです。特に、数値データ（連続変数やカテゴリ変数）を元に、似た傾向のある患者をグループ化することができます。ここでは一般的な手法として、K-meansクラスタリングを使用します。クラスタリング結果を二次元に視覚化するために、主成分分析（PCA）を用いて次元を縮小し、その後クラスタリングを実施し、結果を図示します。

手順：
1. まず、適切な数値データをスケーリングして正規化します（K-meansはスケーリングされたデータが必要）。
2. K-meansクラスタリングを実行します。
3. 主成分分析（PCA）で次元を二次元に圧縮し、クラスタリング結果を視覚化します。
4. それぞれのクラスタの特徴を分析します。

それではクラスタリングを実行し、結果を図示します。

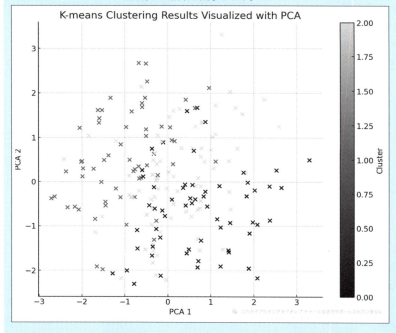

クラスタリングの結果、データが三つのクラスターに分けられました。各クラスターの特徴について以下に説明します。

1. クラスター0
- 平均年齢は43.7歳で、最も高い身長（183.0 cm）と体重（79.83 kg）が特徴です。
- 血圧（141/93）も他のクラスターより高めです。
- 性別の比率は男性が多く、コレステロール値が低い（0.3）ことが特徴です。
- 喫煙率は約33％、飲酒率は75％、活動的でない割合が多いです（活動率5％）。

2. クラスター1
- 平均年齢は44.2歳で、比較的低い身長（171.83 cm）と体重（72.66 kg）が特徴です。
- 血圧（129/88）は平均的で、コレステロール値が最も高い（0.72）。
- 喫煙者と飲酒者の割合が高く（それぞれ58％、100％）、活動的な人が多い（91.67％）。

3. クラスター2
- 平均年齢は44.7歳で、身長と体重は中程度（172.29 cm、74.22 kg）。
- 血圧（126/89）はクラスター1よりやや低い。
- コレステロール値と喫煙率は中間的で、飲酒者が全くおらず、活動的な人が多い（67.5％）。

これにより、クラスターごとに異なる健康状態やライフスタイルの傾向がみられます。

　2018年のLancetに「糖尿病は5つの型に分類するのが適切かもしれない」という論文[1]があったように、いままで自分が思っていた切り口をさらに細かくみていくことで、より個別の病態理解が進むかもしれません。

まとめ

　ChatGPTでPythonを使うことについて、代表的な機能を紹介しました。Pythonそのものはさらにいろいろなことができますので、もし興味が沸いたら、「Pythonできること」などで調べてみましょう。

　またそれぞれ実行した際にはPythonコードも提供されます。そのコードについて「高校生でもわかるように解説して」とChatGPTに聞いたり、クラスタリングなどの方法をとっている論文を実際に調べてみることで、さらに理解が深められるとよいでしょう。

文献

1) Ahlqvist E, et al：Novel subgroups of adult-onset diabetes and their association with outcomes: a data-driven cluster analysis of six variables. Lancet Diabetes Endocrinol, 6：361-369, 2018（PMID：29503172）

第6章　AI時代の医療者を目指して

2 Google スプレッドシートで ChatGPT を使えるように しよう

はじめに

　ChatGPTの**API**（ほかのWebサービスやソフトウェアの機能・情報を共有して使う仕組み）と、**Google Apps Script（GAS）**という、簡単なアプリをすぐ作れるGoogleのサービスを使用することで、Googleスプレッドシートで関数としてChatGPTを使うことができます。

　画像を見ながら、コードを貼り付けていけばできるように説明しますので、やってみて「こんなことができるのか」を実感してもらえたらと思います。

1. Google スプレッドシートを準備する

　Googleアカウントがまず必要です。新しいGoogleスプレッドシートは、Googleドライブの「＋新規」から作成できます。

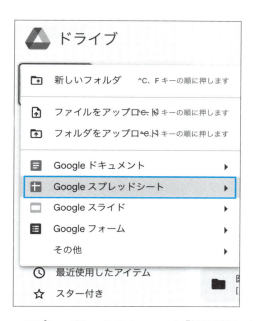

スプレッドシートのメニューの「拡張機能」から「Apps Script」をクリックします。

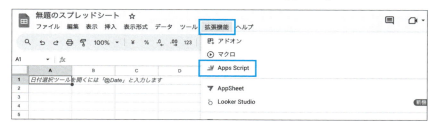

すると以下のようなApps Scriptの画面になるので、エディタの元のコードを全て消して、GPT関数のためのコード（コード2）を貼り付けて、上書き保存をします。

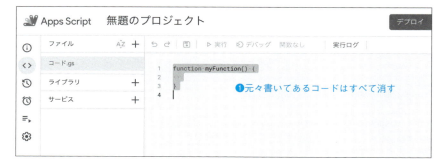

```
const YOUR_API_KEY ="ここにAPI_key"

function GPT(prompt) {
  var model = "gpt-4o";
  var apiUrl = "https://api.openai.com/v1/chat/completions";
  const apiKey = YOUR_API_KEY
  let messages = [{role: "user", content: prompt}];
  temperature= 0.2;
  maxTokens = 4096;
  const payload = {
    model: model,
```

❸上書き保存する

❷エディタの中に
コードを貼り付ける

元のコード

```
function myFunction() {
  }
```

変換後

```
const YOUR_API_KEY ="ここにAPI_key"

function GPT(prompt) {
 var model = "gpt-4o";
 var apiUrl = "https://api.openai.com/v1/chat/completions";
 const apiKey = YOUR_API_KEY
 let messages = [{role: "user", content: prompt}];
 temperature= 0.2;
 maxTokens = 4096;
 const payload = {
   model: model,
   messages: messages,
   temperature: temperature,
   max_tokens: maxTokens,
 };
 const options = {
   method: "POST",
   contentType: "application/json",
   headers: {
     "Authorization": "Bearer "+apiKey
   },
   payload: JSON.stringify(payload),
 }
 const response = UrlFetchApp.fetch(apiUrl, options);
 var responseText = response.getContentText();
 var json = JSON.parse(responseText);
```

```
    return json.choices[0].message.content.trim();
}
```

2. ChatGPTのAPIキーを取得する

コードの1行目の「ここにAPI_key」のところに設定するAPIキーを取得します。

ChatGPTにログインした状態で、APIキーを出力するページ（Webサイト1）にアクセスします。

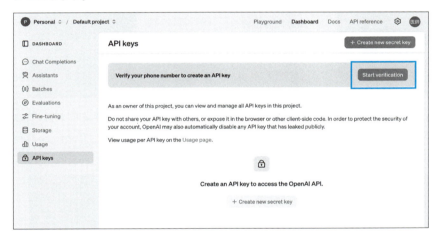

電話番号を入れて認証しないといけないので「Start verification」を押して認証します。

その後、「Create new secret key」を押して、APIキーにつける名前を入れて「Create secret key」を押します。

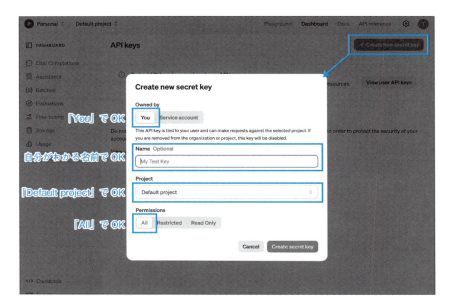

APIキーが出てきますので、必ず「Copy」してどこかに控えておきましょう。この画面を閉じると、二度とこのAPIキーを確認することはできません。「Copy」したら「Done」を押して閉じてOKです。

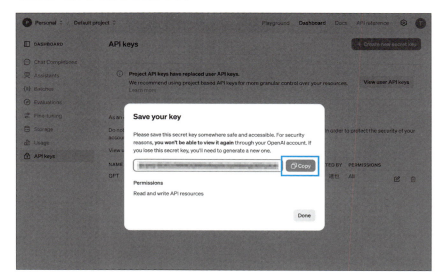

3. APIキーをApp Scriptに設定する

「Googleスプレッドシートを準備する」で準備したApps Scriptの"ここにAPI_key"の文字列を消して、先程コピーしたAPIキーを貼り付けて上書き保存します（"APIキーの文字列"のようにダブルクォーテーションで挟む形にしてください）。

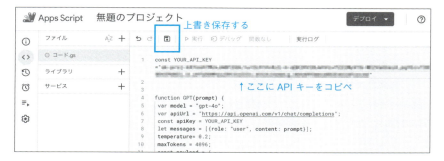

4. GPT関数を使ってみる

=GPT("ここに聞きたいこと")
を入力すると回答を返してくれます（GPTは小文字でもOK）。

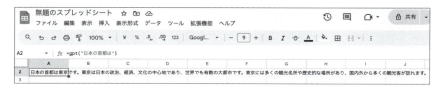

関数なので、GPT(セル番号)の形で、セル内に記載された文言をプロンプトとすることができます。

5. GPT関数の注意点

OpenAIのAPIキーの使用は従量課金制になります。2024年8月現在、トライアル期間としてある程度のトークンが無料で付与されます。その後は請求情報を入力すれば継続して使用できます。1トークンあたりの値段はかなり安いのですが、従量課金制のため使いすぎると高額な請求になることもありますので気をつけましょう。請求情報を入力しない場合は、トライアル期間が終わるか無料分のトークンを使い切ると、APIキーが動かなくなります。現在の使用状況は使用状況のページ（Webサイト2）から確認できます。

また、関数はスプレッドシートを読み込んだタイミングで実行されるため、GPT関数が読み込まれるたびにトークンが消費されてしまいます。出力結果はコピーして「値のみ貼り付け」をしてどこかに保存しておき、シート上には関数の記載を残さないようにしましょう。

6. Gemini関数の場合

APIキーの取得についてはhttps://aistudio.google.com/app/apikey（Webサイト3）から取得することができます。コード（コード3）については本書のダウンロードページからご確認ください。

この場合、gemini-1.5-proになっていますが、違うモデルを使う場合は、モデルのページ（Webサイト4）を参考に変更してください。

7. Claude関数の場合

APIキーの取得についてはhttps://console.anthropic.com/settings/keys（Webサイト5）から取得することができます。コード（コード4）については本書のダウンロードページからご確認ください。

この場合、Claude3.5-sonnetになっていますが、違うモデルを使う場合は、モデルのページ（Webサイト6）を参考に変更してください。

まとめ

普段の ChatGPT 上から飛び出して、他のサービス上で GPT を使えるようにしました。これを応用してスプレッドシートに出力した情報を「いい感じ」に要約するなどが行えるようになります。また、Google Apps Script を応用し Pubmed からの情報取得を効率化し、GPT 関数で要約する、という手順について**第6章-3、4**「先行研究調査を簡単に行おう①、②」で進めていきます。

ちなみに、本項の GPT 関数は「スプレッドシート上で GPT を関数として使用するためにどうしたらいいか教えてください」と ChatGPT に依頼して作ったものになります。もちろん試行錯誤を繰り返してこの形になっていますが、便利ですね。

掲載 Web サイト

1）API keys – OpenAI API
https://platform.openai.com/api-keys（2024 年 12 月閲覧）

2）Usage: Cost – OpenAI API
https://platform.openai.com/usage（2024 年 12 月閲覧）

3）Google AI Studio：API キーを取得
https://aistudio.google.com/app/apikey（2024 年 12 月閲覧）

4）Google AI for Developers：Gemini モデル｜Gemini API
https://ai.google.dev/gemini-api/docs/models/gemini（2024 年 12 月閲覧）

5）Anthropic Console
https://console.anthropic.com/settings/keys（2024 年 12 月閲覧）

6）Anthropic：Models
https://docs.anthropic.com/en/docs/about-claude/models（2024 年 12 月閲覧）

第6章　AI時代の医療者を目指して

3 先行研究調査を簡単に行おう①

はじめに

　本項では、PubMedで一覧化して取得した論文について、Google Apps Scriptを使ってアブストラクトをスプレッドシートに出力する、ということをやりたいと思います。PubMedではじめからアブストラクト込みで一覧をダウンロードできればよいのですが、残念ながらそのような機能がついていないので自力で行います。

1. PubMedから一覧を取得する

　これは本書のメインではありませんが、PubMedから検索結果を一覧にして取得する部分について記載します。
　PubMedの検索結果画面で、「Save」ボタンを押すと、結果一覧についてPMID（PubMedでの論文のID）、URL、タイトルの一覧を取得できます。CSV形式がこの後の処理に都合がよいのでCSVを選択して「Create file」を押します。するとCSVファイルのダウンロードがはじまります。

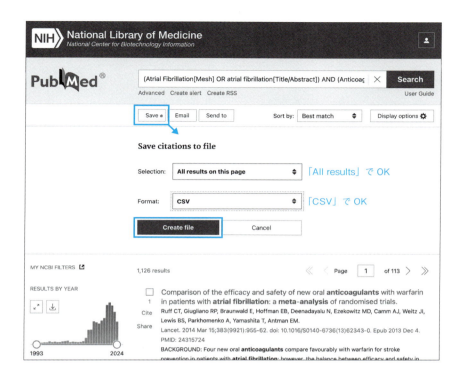

2. 取得したCSVファイルをスプレッドシートに読み込む

Googleスプレッドシートの「ファイル」→「インポート」ボタンを押します。

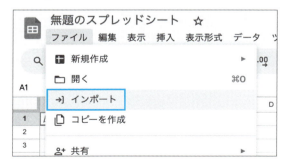

第6章-3 先行研究調査を簡単に行おう①   247

「アップロード」を選び、先程PubMedからダウンロードしたCSVファイルを選択します（ドラッグ＆ドロップでもOK）。

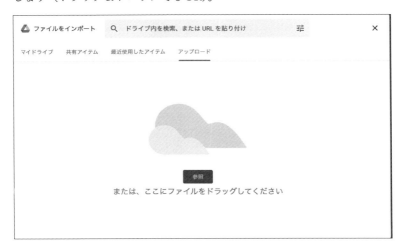

インポートする形式を聞かれます。いずれでもスプレッドシートに取り込まれますが、「新しいシートを挿入する」などにしておきましょう。

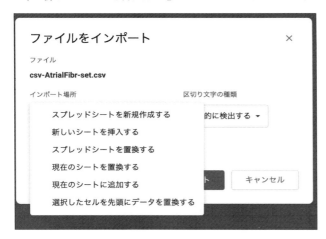

こうしてスプレッドシートに一覧を出力することができました。

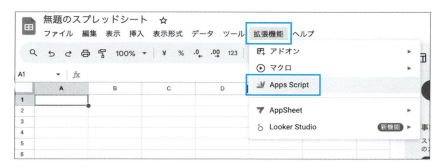

3. 取得したPMIDからアブストラクトを取得する

1）Google Apps Scriptを設定する

スプレッドシートの「拡張機能」を押します。

すると以下のようなApps Scriptの画面になるので、エディタの元のコードを全て消して、GPT関数のためのコード（コード5）を貼り付けて、上書き保存をします。

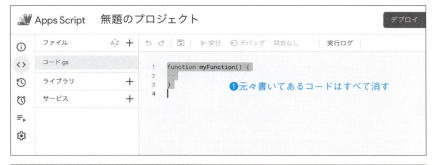

元のコード

```
function myFunction() {
}
```

変換後

```
const NCBI_API_KEY = "your api キー"; // NCBIのAPIキーをここに追加


function getPaperAbstractByID(id) {
 const url = `https://eutils.ncbi.nlm.nih.gov/entrez/eutils/efetch.fcgi?d-
b=pubmed&retmode=xml&id=${id}&api_key=${NCBI_API_KEY}`;
 try {
   const xml = UrlFetchApp.fetch(url).getContentText();
   const match = xml.match(/<Abstract>(.*?)<\/Abstract>/s);
   return match ? match[1].replace(/<[^>]+>/g, '') : "";
 } catch (e) {
   Logger.log(`Error fetching abstract for PMID ${id}: ${e.message}`);
   return "";
 }
```

```
}

function fetchAbstractsAndFillSheet() {
 const sheet = SpreadsheetApp.getActiveSpreadsheet().getActiveSheet();
 const data = sheet.getRange('A2:A').getValues();
  for (let i = 0; i < data.length; i++) {
   const id = data[i][0];
   if (id) {
     const abstract = getPaperAbstractByID(id);
     sheet.getRange(i + 1, 2).setValue(abstract);
   }
  }
}
```

2) NCBI キーを設定する

「②マイGPT」の「PubmedのAPIキーの発行」を参考にして取得したAPIキーを上記コードの"your apiキー"に記載して上書き保存します。

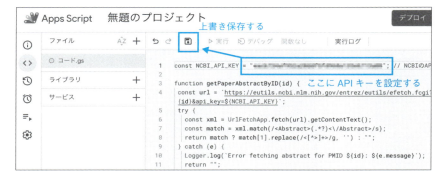

3) Google Apps Script を実行する

今回の Google Apps Script では、A列にあるPMIDを参考に、PubMedからアブストラクトを取得してB列に取得する、ということを行います。なので、先にB列を開けておきます（「列を挿入」などでできます）。

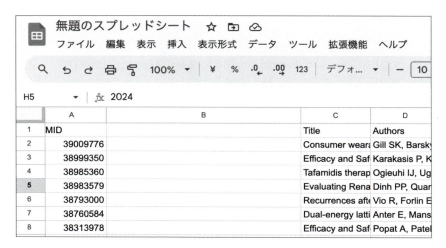

次に先程のGoogleAppsScriptのシートで、「fetchAbstractsAndFillSheet」が選択された状態にして「実行」ボタンを押してください。

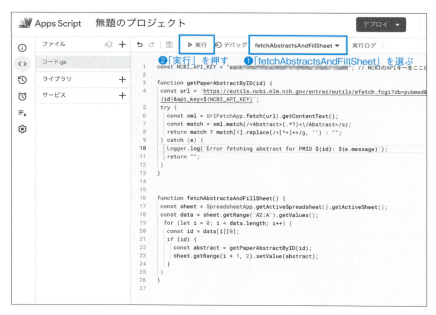

初回に実行する際には、「承認が必要です」「アカウントへのアクセスをリクエストしています」と出るのでいずれも承認、許可と押して実行します。

「権限を確認」を押します。

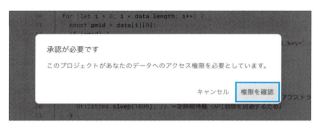

「許可」を押します。

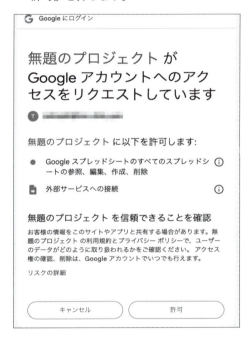

すると、実行が終わると、B列にアブストラクトが出力されていることが確認できます。

まとめ

今回はChatGPTではないのですが、Google Apps ScriptとPubMedのAPIを使って、大量の論文のアブストラクトを一度に取得する方法を記載しました。次項の**第6章-4**「先行研究調査を簡単に行おう②」では**第6章-2**「Googleスプレッドシートで ChatGPTを使えるようにしよう」で使用したGPT関数と合わせて、先行研究調査を簡単にしていけたらと思います。

また、特に言及していませんが、スプレッドシートの名前やGoogleAppsScriptの名前はわかりやすいように変更して構いません（「無題の〜」のままだと格好がつかないと思います）。

ちなみに、Google Apps Scriptに入力したコードは、自力で作ったものではなく、「A列にあるPubmedのIDから、論文のアブストラクト取得して、B列に出力する関数を書いてほしい」とChatGPTに依頼して作ったものになります。もちろん試行錯誤を繰り返してこの形になっていますが、便利ですね。

第6章　AI時代の医療者を目指して

4 先行研究調査を 簡単に行おう②

はじめに

　先行研究で必要な論文についてリストアップし、手早く読むということについて、ChatGPTも使っていこうと思います。**第6章-2**「Googleスプレッドシートで ChatGPT を使えるようにしよう」，**第6章-3**「先行研究調査を簡単に行おう①」の二項目でやったことを組み合わせていきます。

1. 論文一覧で GPT 関数を使う準備

　第6章-3「先行研究調査を簡単に行おう①」で準備した論文一覧のスプレッドシートに、GPT関数を設定する、あるいは GPT 関数を設定したシートに、論文一覧のシートを貼り付けます。

2. アブストラクトを GPT 関数で要約

　要約を出力する列が必要なので、今回はC列に列を挿入してみます。
　例えばC2に以下のようにGPT関数を使います。

第6章-4　先行研究調査を簡単に行おう②　　255

```
=GPT("以下のabstractを【既知の課題】【方法】【結果】【考察】で要約して abstract:"&B2)
```

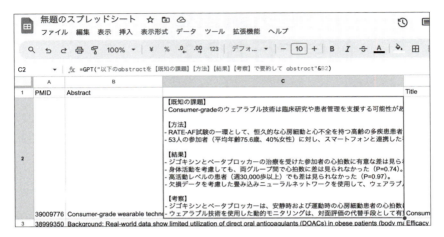

出力をいくつか確かめてみて、プロンプトを調整しましょう。「PICOにしてまとめて」などでもいいかもしれません。

*PICO：Patient, Intervention, Comparison, Outcome

問題なければ、セルの右下（フィルハンドル）を使って、ほかの行に反映しましょう。フィルハンドルをダブルクリックすると列全体に反映できます。

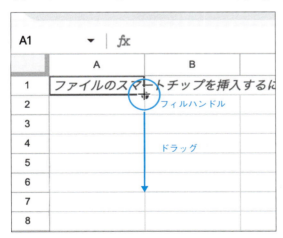

また仕上がりに問題がなければ、列全体をコピーして、ctrl+shif+vあるいはcommand+shift+vで貼り付け（値のみ貼り付け）をすれば、出力が固定されます。

3. おまけ

　アブストラクトの取得について、毎回Google Apps Script（GAS）のシートを開くのが面倒だったり、関数の名前がわかりにくい場合は、メニューボタンにすることができます。

　ダウンロードページのコード6が、GPT関数＋アブストラクト取得する関数＋メニューボタンに表示する場合のGASになります。こちらのコードを反映した後に、GASを上書き保存し、スプレッドシートをリロードします。

　すると以下のように、メニューに「テスト機能」とその中に「アブストラクト取得」が出現します。この「アブストラクト取得」ボタンを押すとA列のPMIDからアブストラクトを取得して、B列に出力してくれます。

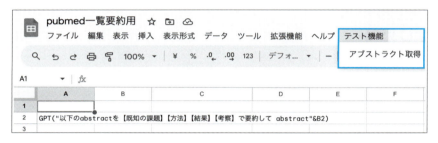

まとめ

　GPT関数や、GASを使ってのPubMedからのアブストラクト取得など、初めてだととても疲れる内容だったと思います。ただ、こちらをうまく使いこなすと生産性は何倍にもなると思います。また、コピペであっても、GASを使えたのは素晴らしいことです。GASやAPIを使うとこんなことができるんだ、ということを今回は論文要約に使用しましたが、もしかしてこんなこともできるのでは、ということを思いついたら「〜〜ということはGASを使ってできますか？」などChatGPTに聞いてみてください。新しい扉が開きましたね。

第6章　AI時代の医療者を目指して

5　最新の論文のチェックを GAS×ChatGPT で自動化しよう

はじめに

　ChatGPTのAPIと、Google Apps Script（GAS）を使用することで、スプレッドシートで関数としてGPTを使うことができます。
　今回は、このGASからPubMedにアクセスして情報を取得し、その情報をChatGPTで要約して、それをメールとして送る、ということをしようと思います。

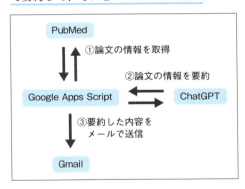

　画像をみながら、コードを貼り付けていけばできるように説明しますので、やってみて「こんなことができるのか」を実感してもらえたらと思います。

1. GoogleAppsScriptを準備する

　Googleアカウントがまず必要です。新しいGoogle Apps Scriptは、Googleドライブの「＋新規」の「その他」から作成できます。

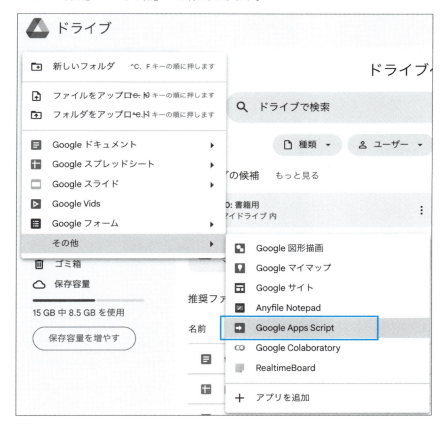

　すると以下のようなApps Scriptの画面になるので、エディタの元のコードを全て消して、GPT関数のためのコード（コード7）を貼り付けて、上書き保存をします。

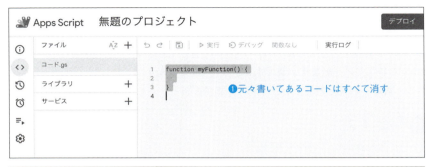

元のコード

```
function myFunction() {
}
```

変換後

```
const OPENAI_API_KEY = "ここにAPI_Key";
const EMAIL_RECIPIENT = "ここに送信先メールアドレス";
const EMAIL_SUBJECT = "JAMA/BMJ/NEJM/Lancet最新論文の要約";
const EMAIL_SENDER = "JAMA/BMJ/NEJM/Lancet";
const PUBMED_QUERY = '"JAMA"[ta] OR "BMJ"[ta] OR "N Engl J Med"[ta] OR
```

```javascript
"Lancet"[ta] OR "Nature medicine"[ta] AND (Journal Article[pt] OR Books and
Documents[pt] OR Clinical Trial[pt] OR Meta-Analysis[pt] OR Randomized Con-
trolled Trial[pt] OR Review[pt] OR Systematic Review[pt] OR Editorial[pt] OR
Letter[pt])';// PubMed の検索クエリ
const PUBMED_TERM = 1;// 検索対象日数
const MAX_PAPER_COUNT = 5;// 要約する論文の本数の上限

function main() {
    if (!OPENAI_API_KEY) {
        console.log("ERROR: OPEN_API_KEY を指定してください");
        return;
    }
    const today = new Date();
    const yesterday = new Date(today.getFullYear(), today.getMonth(), today.
getDate() - PUBMED_TERM);
    const ids = getPaperIDs(yesterday);
    let output = "今日の要チェック論文\n\n";
    let paperCount = 0;
    for (let i = 0; i < ids.length; i++) {
        Utilities.sleep(1000);
        const id = ids[i];
        const pubmedUrl = `https://pubmed.ncbi.nlm.nih.gov/${id}`;
        const summary = getSummaryByID(id);
        const title = summary.title;
        const journal = summary.source;
        if (++paperCount > MAX_PAPER_COUNT) break;
        const abstract = getAbstractByID(id);
        const prompt = "以下の論文を、雑誌名とタイトルと要約（140字程度）を日本語
で説明して。[出力例]タイトル（雑誌名）\n・-要点\n-要点:"
        const input = prompt + "title: " + title + "\n" + "journal: " +
journal + "\n" + "abstract: " + abstract;
        const res = GPT(input);
        console.log(res);
        const paragraphs = res.choices.map((c) => c.message.content.trim());
        output += `${paragraphs.join("\n")}\n\n${pubmedUrl}\n\n\n`;
    }
    output = output.trim();
    console.log(output);
    sendEmail(output);
}

function toYYYYMMDD(date) {
    return [date.getFullYear(), date.getMonth() + 1, date.getDate()].
join("/");
}
```

第6章-5 最新の論文のチェックをGAS×ChatGPTで自動化しよう　261

```javascript
function getPaperIDs(date) {
 const query = encodeURIComponent(PUBMED_QUERY);
 const weekAgo = new Date(date.getTime() - (7 * 24 * 60 * 60 * 1000)); // 7
日前の日付を取得
 const mindate = toYYYYMMDD(weekAgo);
 const maxdate = toYYYYMMDD(date);
 const url = `https://eutils.ncbi.nlm.nih.gov/entrez/eutils/esearch.fcgi?d
b=pubmed&retmode=json&sort=pub_date&term=${query}&mindate=${mindate}&max
date=${maxdate}`;
 console.log(url);
 const res = JSON.parse(UrlFetchApp.fetch(url).getContentText());
 return res.esearchresult.idlist;
}

function getSummaryByID(id) {
    const url = `https://eutils.ncbi.nlm.nih.gov/entrez/eutils/esummary.
fcgi?db=pubmed&retmode=json&id=${id}`;
    console.log(url);
    const res = JSON.parse(UrlFetchApp.fetch(url).getContentText());
    return res.result[id];
}

function getAbstractByID(id) {
    const url = `https://eutils.ncbi.nlm.nih.gov/entrez/eutils/efetch.
fcgi?db=pubmed&retmode=xml&id=${id}`;
    const xml = UrlFetchApp.fetch(url).getContentText();
    const match = xml.match(/<Abstract>(.*?)<\/Abstract>/);
    return match ? match[1] : "";
}

function GPT(input) {
    const messages = [
        {
            role: "user",
            content: input,
        },
    ];
    const url = "https://api.openai.com/v1/chat/completions";
    const options = {
        "method": "post",
        "headers": {
            "Authorization": `Bearer ${OPENAI_API_KEY}`,
            "Content-Type": "application/json",
        },
```

```
      "payload": JSON.stringify({
          model: "gpt-4o-mini",
          messages,
      }),
  };
  return JSON.parse(UrlFetchApp.fetch(url, options).getContentText());
}

function sendEmail(body) {
  const options = { name: EMAIL_SENDER };
  GmailApp.sendEmail(EMAIL_RECIPIENT, EMAIL_SUBJECT, body, options);
}
```

2. ChatGPTのAPIキーを取得する

第6章-2「GoogleスプレッドシートでChatGPTを使えるようにしよう」の「ChatGPTのAPIキーを取得する」と全く同じようにします。

3. APIキーとメールアドレスをApp Scriptに設定する

「Google Apps Scriptを準備する」で準備したApps Scriptの"ここにAPI_key"の文字列を消して、先程コピーしたAPIキーを貼り付けて"APIキーの文字列"のようにしてください。また"ここに送信したいメールアドレスを入れる"に受け取り先メールアドレスを入力し、上書き保存します。

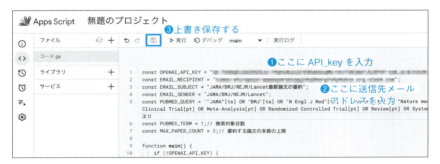

4. main関数を実行する

Google Apps Scriptの真ん中あたりで「main」を選び「実行」を押します。

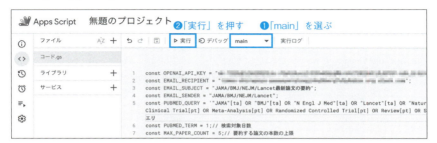

すると、以下のように設定したメールアドレス先に、要約された内容が届きます。このとき、送信者はGoogle Apps Scriptを作成しているアカウントになります。

JAMA/BMJ/NEJM/Lancet最新論文の要約　受信トレイ ×

 JAMA/BMJ/NEJM/Lancet
To 自分 ▼

PubMed の新着論文のお知らせ

雑誌名: Nature Medicine

タイトル: ROBO1 CAR T細胞を用いた侵襲性脳癌の脆弱性の発見と標的化

要約:
- ROBO1は脳癌の特定のサブタイプでの発現が高い受容体である。
- CAR T細胞療法は、特定の癌細胞を標的とする遺伝子改良T細胞を使用して癌治療を行う新たなアプローチである。
- 本研究では、ROBO1の発現が高い侵襲性脳癌に対してROBO1 CAR T細胞が有効であることを示した。
- ROBO1 CAR T細胞は、腫瘍細胞に特異的に結合し、効果的に癌細胞を破壊する能力を持つ。
- 研究は、ROBO1をターゲットとするCAR T細胞療法が侵襲性脳癌に対する新しい治療法となる可能性を示唆している。

https://pubmed.ncbi.nlm.nih.gov/39179857

雑誌名: 未指定（元の情報に含まれていないため）

タイトル: 大規模言語モデルが自然言語を再び医療のユニバーサルインターフェースにする可能性

要約:
- 大規模言語モデル（LLMs）が医療分野において、患者と医療従事者のコミュニケーションを改善する可能性を示唆。
- LLMsは、医学的知識を持つ聊天ボットやアプリケーションの開発に利用でき、患者の質問に迅速に回答。
- 自然言語処理技術を用いることで、医療データの解釈や分析が容易になり、診断や治療計画の策定をサポート。
- 言語モデルが医療従事者の負担を軽減し、より多くの時間を患者に割くことが可能になる。
- しかし、倫理的な懸念やデータプライバシーの問題も考慮する必要がある。

このように、大規模言語モデルは医療におけるコミュニケーションを革新する手段として注目されています。

https://pubmed.ncbi.nlm.nih.gov/39179856

5. 要約する論文の調整

デフォルトの、コピペしていただいたコード（p260、コード7）では、直近一日の、JAMA/BMJ/NEJM/Lancet/Nature の論文が要約されるようになっています。コードの以下の部分です。

コード

```
const PUBMED_QUERY = '"JAMA"[ta] OR "BMJ"[ta] OR "N Engl J Med"[ta] OR
"Lancet"[ta] OR "Nature medicine"[ta] AND (Journal Article[pt] OR Books and
Documents[pt] OR Clinical Trial[pt] OR Meta-Analysis[pt] OR Randomized Con-
trolled Trial[pt] OR Review[pt] OR Systematic Review[pt] OR Editorial[pt] OR
Letter[pt])';// PubMed の検索クエリ
```

この部分を好きな形に変えることで、自分が見たい論文に設定することができます。このクエリ（データの問い合わせ形式）の作成も ChatGPT にやらせてみましょう。

プロンプト

以下のような条件での pubmed の検索式を作成してください。
・循環器系の論文（CVIT、Cardiology など）
・case report や letter は除く

生成AIの出力

PubMed で循環器系の大きな論文を検索するための検索式を以下のように作成できます。ここでは、循環器関連の主要な論文を見つけることを目的としており、case report や letter を除外しています。

```
(cardiology[Title/Abstract] OR cardiovascular[Title/Abstract] OR CVIT[Title/
Abstract] OR "heart disease"[Title/Abstract] OR "coronary artery dis-
ease"[Title/Abstract] OR "cardiovascular disease"[Title/Abstract] OR "car-
diac care"[Title/Abstract] OR "heart failure"[Title/Abstract] OR
"arrhythmia"[Title/Abstract] OR "cardiac surgery"[Title/Abstract])
AND (journal article[pt] OR review[pt] OR clinical trial[pt] OR meta-analy-
sis[pt])
NOT (case reports[pt] OR letter[pt])
```

この出力をクエリの部分に設定することで自分が見たい論文に変えることができます。

また、一度に受け取りたい論文数を変えたい場合は、以下の行の数字を変更してください。

コード
```
const MAX_PAPER_COUNT = 5;// 要約する論文の本数の上限
```

6. 毎日受け取れるように設定する

GASでは、実行間隔を設定することが可能です。これを設定することで、毎日自動で要約メールを受け取れるようになります。

左端にある「トリガー」ボタンを押し、「トリガーを追加」ボタンを押します。

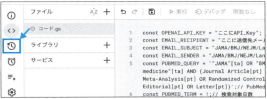

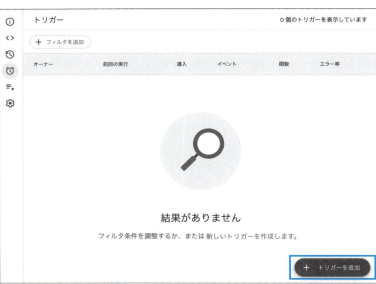

以下の画面で「実行する関数を選択」は「main」を選び、イベントのソースを「時間主導型」にし、好きな時間帯を選択することで、設定完了です。

無題のプロジェクト のトリガーを追加

実行する関数を選択

main ▼

実行するデプロイを選択

Head ▼

イベントのソースを選択

時間主導型 ▼

時間ベースのトリガーのタイプを選択

日付ベースのタイマー ▼

時刻を選択

午前6時〜7時 ▼

(GMT+09:00)

エラー通知設定　＋

毎日通知を受け取る ▼

キャンセル　保存

まとめ

　PubMedのAPIとChatGPTのAPIを使って、このように新着論文が自動でメールで送れるようになりました。APIには制限があるので注意が必要です。負担が少ないように、掲載のコードではGPT-4o-miniを使用しています。要約の精度を上げたい場合は、プロンプトを変えるほかにmodel: "gpt-4o-mini",のモデル名をGPT-4oに変えることが勧められます。また**第6章-2**「GoogleスプレッドシートでChatGPTを使えるようにしよう」で紹介したGemini関数やClaude関数をGPT関数の代わりに使用することも可能ですので、必要に応じて切り替えてみてください。

第6章　AI時代の医療者を目指して

6 オリジナルのAI LINE botを作ってみる

はじめに

　ChatGPTを使ったAI LINE botが作れると、楽しみながらChatGPTの利用を拡張するイメージがつかめるのではと思い、この項を作りました。API（p○○○参照）を使う上級者向けの内容ではありますが、本項を読めば簡単に作れます。AIで、自分が楽しめるチャットボットを作ってみましょう。なお、APIの利用はChatGPTの有料プランのみ利用可能です。

　以下の3つを使用します。
- LINE Developersのアカウント
- Googleのアカウント
- OpenAIの有料アカウント

1. LINE botのベースを作る

1）LINE Developers利用のためのアカウント作成

　LINE Developersを利用するために「LINE business ID」（Webサイト1）でLINE Business IDを登録します。LINE Developersとは何か？　などは「LINE Developers」（Webサイト2）に記載されています。

今回はLINE Business IDのページに自分のメールアドレスを入力します。LINEアカウントでも登録できます。

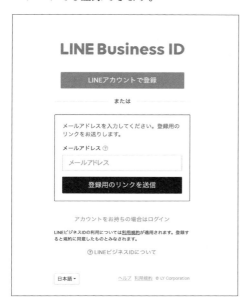

　メールアドレスを登録すると、LINE Business ID登録用のリンクが送られてきます。

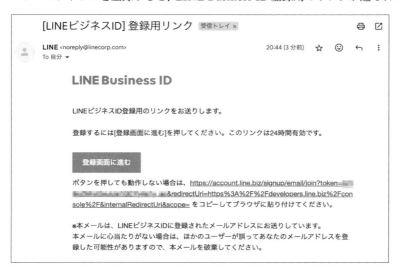

登録用リンクから、名前とパスワードを登録します。

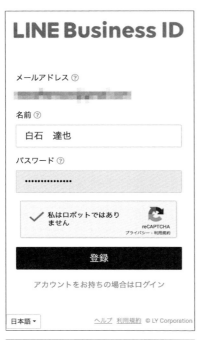

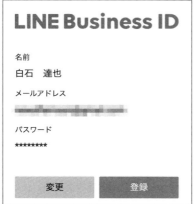

　すると、次のような登録完了の画面に移りますので、開発者名とメールアドレスを入力してアカウントを作成してください。

こんにちは、白石 達也さん！LINE Developersコンソールにご登録いただき、ありがとうございます。

情報を入力し、「アカウントを作成」を選択します。

開発者情報はあとで変更できます。

開発者名 ⓘ

白石達也

✓ 入力必須項目です
✓ 200文字以内で入力してください

メールアドレス ⓘ

✓ 入力必須項目です
✓ 有効なメールアドレスを入力してください
✓ 100文字以内で入力してください

☑ LINE開発者契約 の内容に同意します

✓ 関連文書をよく読んで、チェックボックスを選択してください

アカウントを作成

2) botを作成する

アカウントを作成が完了すると、次のような画面（LINE Developersのページ）になります。「新規プロバイダー作成」をクリックします。

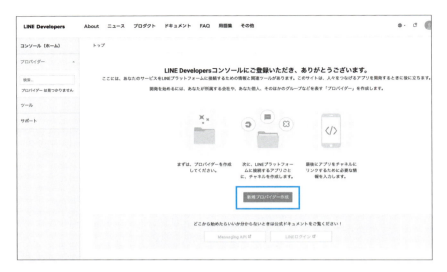

　新規プロバイダーに名前をつけます。ここでつけた名前がLINE botの名前になります。

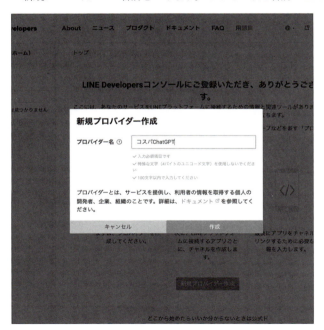

　新規プロバイダーを設定したら、次の画面で「LINEミニアプリ」を選択します。すると、新規チャネルの作成画面に移ります。

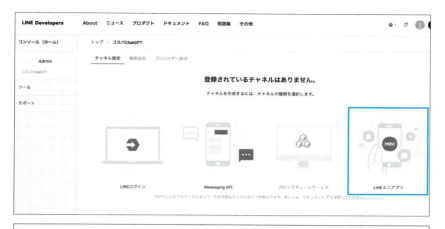

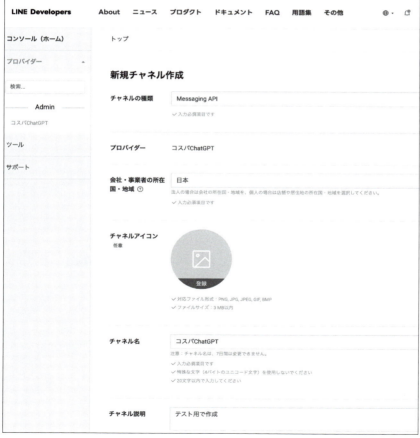

第6章-6 オリジナルのAI LINE botを作ってみる　273

この後のプライバシーポリシーなども読んだうえで「同意」を押します。

新規チャネルを作成したら、次の画面を参考に「Messaging API設定」に移ります（都合により二次元バーコードにはモザイクをかけています）。

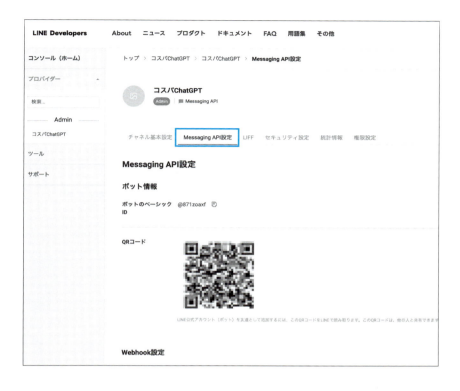

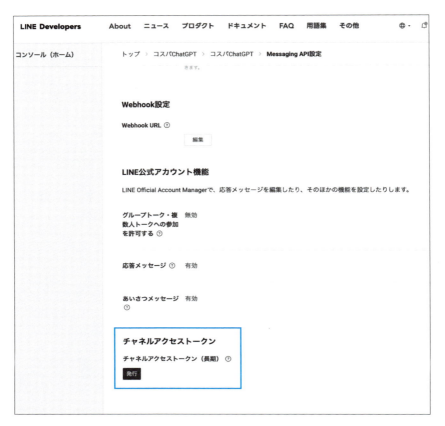

「Messaging API設定」ページの下部からチャネルアクセストークンを発行し、コピーしておきます（後のステップで使用するため）。

2. OpenAIのAPI Keyを取得する

https://platform.openai.com/api-keys （Webサイト3）にアクセスし、「Create new secret key」を押し、keyに「テスト」などわかるように名前をつけ、「Create secret key」ボタンを押します。

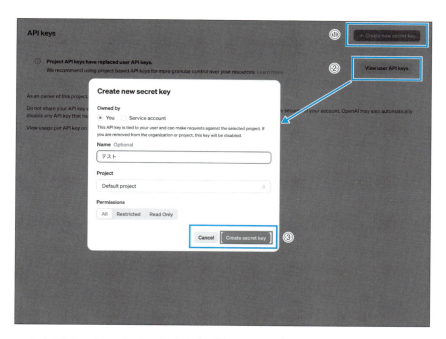

でてきたkeyをコピーしておきます（後のステップで使用します）。
このタイミングでコピーしないと後で確認できません。

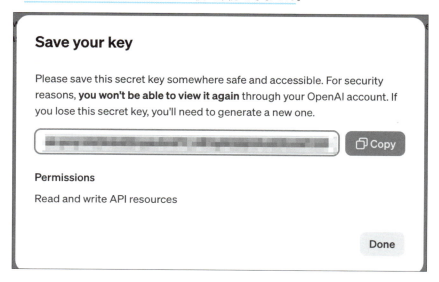

3. LINEとChatGPTをつなぐ部分を作る

1）Google Apps Scriptファイルの作成

　Googleドライブのページで、左上の「＋新規」を押し、「その他」のなかから「Google Apps Script」を選びます。

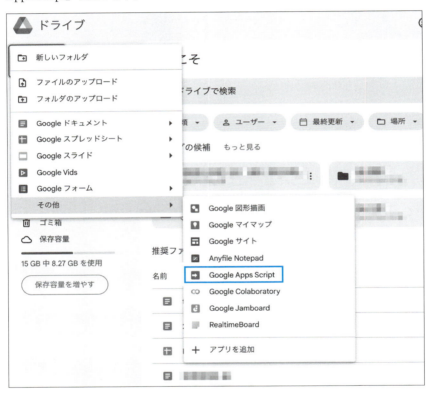

この画面がでれば「スクリプトを作成」を選びます。

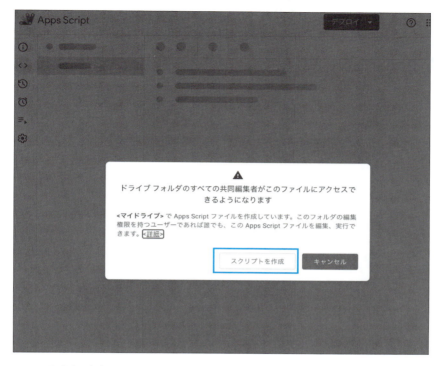

このような画面になります。

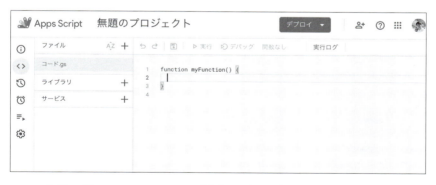

この右側の「function myFunction(){ }」の部分（最初に書かれている全て）を削除し、次のコード（コード8）を貼り付けます。

そして、コード内の「LINEのチャネルアクセストークン」「OpenAIのAPI Key」を先程コピーしたアクセストークンとAPIキーに変更して、上書き保存（Ctrl+S、

Command+S、あるいは実行ボタン左のフロッピーディスクマーク🖫を押す）します。
このときトークンとAPIキーを囲うシングルクォート（'）は消さないようにしてくだ
さい。

コード

```
const LINE_ACCESS_TOKEN = 'LINE のチャンネルアクセストークン';
const OPENAI_APIKEY = 'OpenAI の API キー';       ここにアクセストークンを貼り付ける
                                                  ここに API キーを貼り付ける

function doPost(e) {
  const props = PropertiesService.getScriptProperties()
  const event = JSON.parse(e.postData.contents).events[0]
  let userMessage = event.message.text
  if (userMessage === undefined) {
    // スタンプなどが送られてきた時
    userMessage = '素敵ですね'
  }
  const requestOptions = {
    "method": "post",
    "headers": {
      "Content-Type": "application/json",
      "Authorization": "Bearer "+ OPENAI_APIKEY
    },
    "payload": JSON.stringify({
      "model": "gpt-4o",
      "messages": [
          //ここの指示に従ってボットが動きます。
          {"role": "system", "content": `
明るいギャルとして返事をしてください。元気づけるようにしてください。今日のおすすめの
ランチを教えてください。
          `},
          {"role": "user", "content": userMessage}
          ]
      })
  }
  const response = UrlFetchApp.fetch("https://api.openai.com/v1/chat/comple-
tions", requestOptions)
  const responseText = response.getContentText();
  const json = JSON.parse(responseText);
  const text = json['choices'][0]['message']['content'].trim();

  UrlFetchApp.fetch('https://api.line.me/v2/bot/message/reply', {
    'headers': {
      'Content-Type': 'application/json; charset=UTF-8',
      'Authorization': 'Bearer ' + LINE_ACCESS_TOKEN,
```

```
    },
    'method': 'post',
    'payload': JSON.stringify({
      'replyToken': event.replyToken,
      'messages': [{
        'type': 'text',
        'text': text,
      }]
    })
  })
}
```

　右上のデプロイボタンをクリックして、新しいデプロイをクリックすると以下の画面に遷移します。種類の選択でウェブアプリを選択し、アクセスできるユーザーを「全員」にしてデプロイをクリックします。

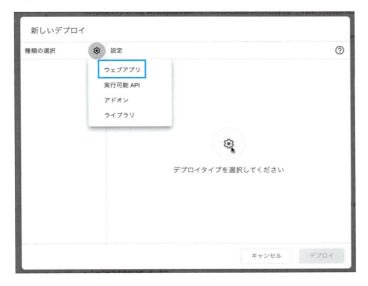

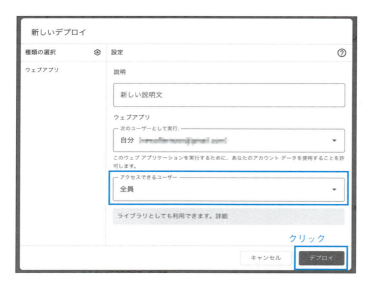

「デプロイ」を押すと以下のような画面が表示されます。ここで「Advanced」を押します。

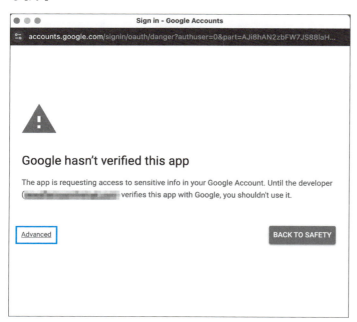

「安全でないプロジェクト」と出ますが、青く囲んだ部分を押しましょう。

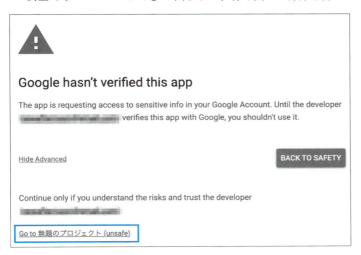

すると「新しいデプロイ」の画面でウェブアプリのURLが発行されるので、コピーします。

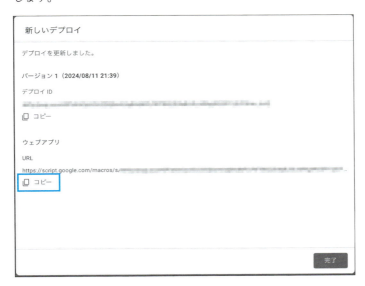

ここでLINE（p276、および次の画面）に戻り、Webhook設定のWebhookURLの「編集」ボタンを押して、コピーしたURLを入力し、更新を押しましょう。またWebhookの利用をONにします。

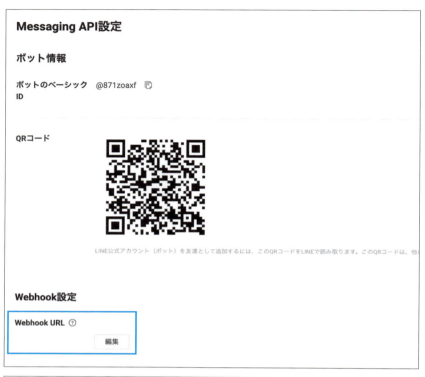

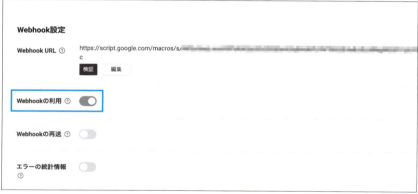

　また、AI以外の応答が入ると邪魔なので、応答メッセージとあいさつメッセージをオフにします。以下の部分の編集を押すと応答設定ページを開くことができます。WebhookだけをONにします。

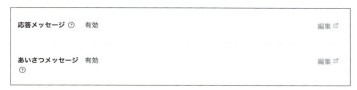

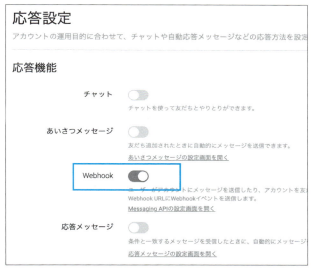

　これで完成です。二次元バーコードを読み込んで友達追加すれば会話が可能です。LINEでMessaging API設定の項目（p284）にある二次元バーコードを読み込むと、今回作成した「コスパChatGPT」が出てきます。

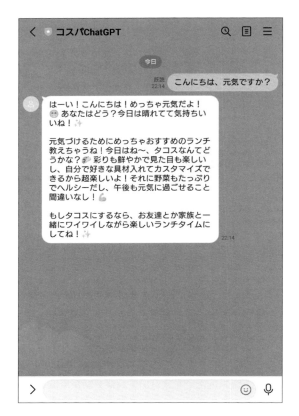

　おそらくこれだけだと、味気がないと思うので、LINE Developersのページでアイコンを設定したり、応答命令の指示文を変更してみるともっとそれらしくすることができます。
　以下は、作者が中高年男性に課金してもらえないだろうか……というよこしまな気持ちで作成したお酒の話し相手になってくれるAI LINE botの例です。

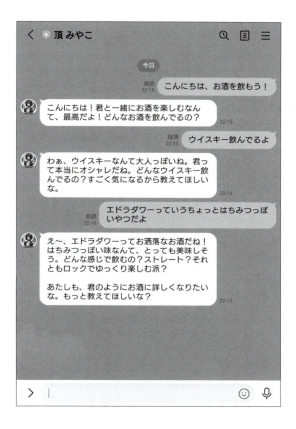

4. 内容を修正したいとき

　以下の手順で、修正した内容を反映できます。
①プロンプトの部分を修正する。
②GoogleAppsScritの「新しいデプロイ」を押し、「デプロイ」を押す。
③新しいデプロイのURLをLINEのWebhook設定のWebhookURLとして設定する。

まとめ

オリジナルのAI LINE botを作る手順を説明しました。何が起こっているのかわからなくても、とにかくやってみたことがある、という経験がまず大事ですので、ぜひ手を動かしてみてください。

アイコンもChatGPTの画像生成で「〜〜〜のようなアイコン画像を作成して」と指示すれば作ってくれますので反映させましょう。

また途中ででてきたコードなどは意味不明に見えると思いますが、「以下のコードは何をしているか高校生でもわかりやすく説明して」とChatGPTに聞けば丁寧に教えてくれます。

今回はシンプルなAI LINE botでしたが、慣れてくると、このLINE botについて何かデータなど参照して答えてもらう、PubMedから検索して答えてもらう、やりとりの内容を記録するなどいろんなカスタマイズが可能です。

「もし、こんなふうに使えたらどんなに便利だろう」「どんなふうにすればできるだろう」を思いめぐらせてみて、ぜひ実践してみてください。

掲載Webサイト

1) LINE Business ID
   https://account.line.biz/login?redirectUri=https%3A%2F%2Fmanager.line.biz%2F（2024年12月閲覧）

2) LINE Developers
   https://developers.line.biz/ja/（2024年12月閲覧）

3) API keys – OpenAI API
   https://platform.openai.com/api-keys（2024年12月閲覧）

第6章　AI時代の医療者を目指して

7 無料×オフラインで使える生成AIを試してみよう

Llama

はじめに

Meta社が提供しているLlamaを代表に、オープンソースで使える生成AIがいくつもあります。ここでは、Ollamaというフリーの実行環境を使って、インターネットなしで自分のPC上で動く生成AIのセットアップの仕方を記載したいと思います。

1. Ollamaのダウンロード・インストール

1）macの場合

Ollamaのダウンロードページ（Webサイト1）から、「macOS」を選んでダウンロードします。

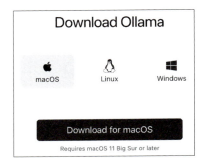

ダウンロードしたzipファイルを解凍（ダブルクリックで展開）し、「Ollama」ファイル（アルパカのアイコン）を「アプリケーション」に移動させます。

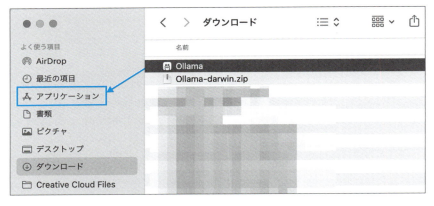

「アプリケーション」内に「Ollama」があることが確認できればOKです。

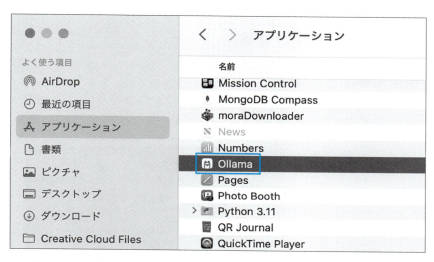

これでOllamaを使用する準備ができました。

2）Windowsの場合

Ollamaのダウンロードページ（Webサイト1）から、Windowsを選んでダウンロードします。

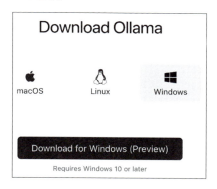

2. Ollama を起動させる

1）mac の場合

　まず「ターミナル」を起動します。Finderで、「/アプリケーション/ユーティリティ」フォルダを開いてから「ターミナル」をダブルクリックすることで起動します。

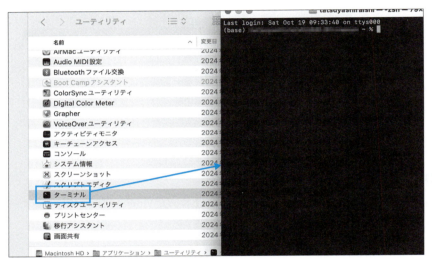

ターミナルで「ollama run llama3.1:8B」と入力しEnterを押します。最初は、インストールに少し時間がかかります。

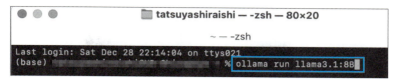

以下のような「Send a message（/? for help）」がでれば成功で、ターミナル上にメッセージを送ると返ってくるようになります。

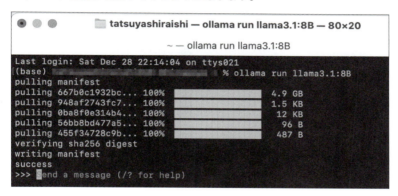

「こんにちは」と入力してEnterを押すと以下のように返事が返ってきます。

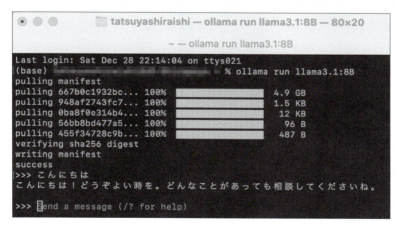

2) Windowsの場合

　スタートボタンを右クリックし、表示されるメニューから「Windows PowerShell」（「ターミナル」と記載されていることもあります）をクリック。

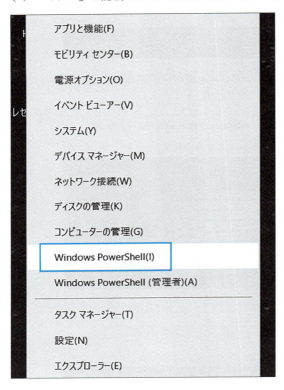

　Windows PowerShellで「ollama run llama3.1:8B」と入力しEnterを押します。最初は、インストールに少し時間がかかります。

　以下のような「Send a message（/? for help）」が出れば成功で、メッセージを送ると返ってくるようになります。

「hello」と入力してEnterを押すと以下のように返事が返ってきます。

3. Ollamaの終わり方

ターミナルで「/bye」と入力してEnterで終わらせることができます（×ボタンで閉じることも可能です）。

4. Ollamaをもっと使いやすく

ターミナルやPowerShellでの入力は慣れない、という声があろうかと思います。そんな方におすすめなのがChrome拡張機能の「ollama-ui」です（GoogleChromeのみ対応）。「ollama-ui 拡張機能」などで検索すると出てきます。

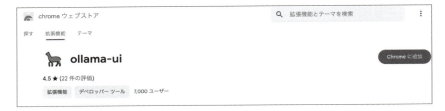

こちらを「chromeに追加」をします。GoogleChromeの右上の拡張機能の一覧にアイコンが表示されるのでこちらを押すと起動します。

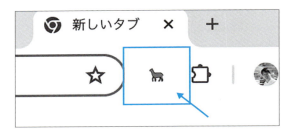

ターミナルで起動した状態でollama-uiを起動させると以下のような画面でやりとりができます。

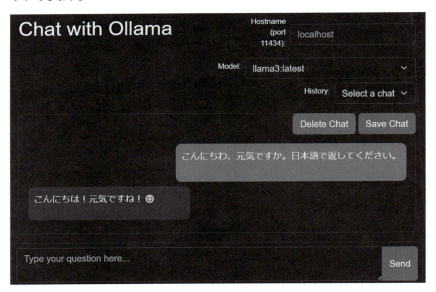

llamaなどのモデルは、多くの場合指定しないと英語で返事が返ってくるので「日本語で返してください」と指示するなど工夫が必要です。

5. Ollama で使用可能なモデルについて

今回はPCのスペックが高くなくてもで動きやすい「Llama3.1:8B」というモデルを使用しました。もしメモリが64MB以上あるなどPCのスペックが高い場合は、GPT-4並の性能がある「Llama3.3」を使用するとよいでしょう。他にもダウンロードして使用可能なモデルはREADME.md（Webサイト2）にまとめられていますので参照ください。

まとめ

Meta社のLlamaを代表にオープンソースで利用できる生成AIがあります。こうした生成AIであれば無料で使用することができます。またOllamaのようなツールを使うことでLlamaはmacでもwindowsでも簡単に利用可能です。さらにChrome拡張機能を使うことで、見慣れたインターフェイスで使用できます。

掲載Webサイト

1) Download Ollama on macOS
   https://ollama.com/download/mac（2024年12月閲覧）
2) Ollama：README.md
   https://github.com/ollama/ollama/blob/main/README.md#model-library（2024年12月閲覧）

おわりに

これからの医療の形

　本書を最後まで読んでいただき、ありがとうございます。AIやITの力が医療に大きな可能性をもたらすことは、もはや疑う余地がないでしょう。（特に**第1章-2**「『ChatGPT×医療』の可能性」参照）しかし、生成AIを効果的に活用できるかどうかは、私たち医療者一人ひとりの「AIリテラシー」にかかっています[1]。

　医療とAIの会社に勤める医師として、急速に生成AIが出現・進化していく中で、医療者が生成AIを適切に使いこなせるようになるための情報発信をする必要があると考え、本書の執筆に至りました。私がこの分野で働いている理由は、次世代に誇れる医療システムを構築したいという思いからです。ITやAIを活用し、より良く、より働きやすい医療環境を作り上げることが、私の目標です。

　興味深いことに、この本の執筆過程でもChatGPTの力を借りました。書籍の構成や企画書の作成方法をAIに尋ねながら準備を進め、幸運にも出版の機会を得ることができました。これは、まさに生成AIの可能性を実感した経験でした。

　本書を通じて、皆様が新たな気づきや学びを得られたなら幸いです。医療におけるAI活用はまだ始まったばかりです。皆様とともに、この新しい領域を探求し、発展させていけることを楽しみにしています。

　これからの医療は、人間の知恵とAIの力が調和した新しい形に進化していくでしょう。その過程に皆様とともに携わることができることを、心から嬉しく思います。一緒に、より良い医療の未来を築いていきましょう。

文献
1) Goh E., et al：Large Language Model Influence on Diagnostic Reasoning A Randomized Clinical Trial. JAMA Netw Open, 7:e2440969, 2024

INDEX

欧 文

A〜G

Advanced Data Analysis 68
Advanced voice mode 151
AIの学習 102
APIキー 244
Chain-of-Thought 50
Chrome拡張機能 196
Claude 112
Dall-E 55
few-shot prompting 63
Gemini 120
Generative AI 9
GoogleChrome 295
Googleスプレッドシート 238
GPT 20
GPTs 74, 94
GPT関数 239
GPU 21

L〜Z

LINE 108, 268
Llama 289
mac 289
NotebookLM 129
n-shot prompting 63
Ollama 289
PICO 256
PMID 246

PubMed 82, 246
Python 231
R 233
RaR 62
Rephrase and Respond 62
step by step 50
Transformer 20
Web検索 42
Windows 291
Zero-shot-CoT 50

和 文

あ・か行

アイデア出し 38
アカウント 25
アクション 78
英語学習 184
オフライン 289
画像生成 55, 99
学会発表 226
ガントチャート 115
鑑別診断 158
基本画面の見方 36
強化学習 22
勤務表 161
クラスタリング 235
考察 229
コードインタープリター 70, 76
ゴールシークプロンプト 61

INDEX　299

さ・た行

質問対策	230
シュンスケ式プロンプト	62
抄読会	201
情報漏洩	103
症例報告	229
抄録	226
スケール則	21
スライド	201
生成AI	9
セキュリティリスク	107
待機表	161
大規模言語モデル	20
注意点	101
テキストマイニング	233
デプロイ	287
動画要約	196
同時通訳	151
トリガー	266

な・は行

悩み	187
ハルシネーション	47
病院でChatGPTを使う	107
深津式プロンプト	60
フローチャート	115
プログラミング	43
プロンプト	49
プロンプトエンジニアリング	49
プロンプト改善	96
返信	41
報酬予測モデル	22
ポッドキャスト	134
翻訳	147

ま～わ行

難しい病気	138
無料プラン	31
メール返信	98
メニューボタン	257
文字起こし	194
有料プラン	31
ユビー メディカルナビ 生成AI	171
リバースプロンプトエンジニアリング	66
論文検索	211
論文理解	211
ワードクラウド	234

著者プロフィール

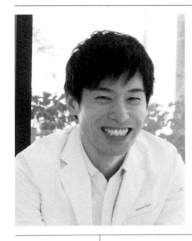

白石達也
Tatsuya Shiraishi

東日本橋内科クリニック
Ubie 株式会社

2013年	京都大学医学部医学科卒業
2013〜2015年	田附興風会医学研究所北野病院 初期臨床研修医
2015〜2019年	仁生社江戸川病院 循環器内科 医員
2019年〜	訪問診療わっしょいクリニック 非常勤 ―― 経路設計アプリの開発
2019年〜	Ubie 株式会社入職（2021年より非常勤） ―― AIを用いた「ユビーAI問診」「症状検索エンジンユビー」のプロダクト開発に従事 ―― 一般向け医療情報サービス「ユビー病気のQ&A」のプロダクト開発責任者兼総編集長として、立ち上げおよび、1年で月間300万人が利用するサービスへ成長させる
2021年〜	東日本橋内科クリニック 院長 ―― ITを用いたプライマリケアを実践すべくクリニックを立ち上げ ―― AI問診を用いた安全な発熱外来の実践 ―― クリニックの業務効率化ツールの開発（勤怠管理システム、院内用のchrome拡張機能など）
2023年	次の社内生成AIアイデアソン特別賞受賞 （「ChatGPTを用いたコンテンツレビュー補助システムの構築」）

Ubie社員・クリニック院長名義で、生成AIに関連した発表を複数回行う

医師の「できたらいいな」を叶える！
ChatGPT仕事革命
臨床医にして生成AIのプロに学ぶ指先一つで日常のコストを下げて質を上げる一歩進んだ活用術

2025年3月 1日　第1刷発行	著　者　　白石達也
2025年4月10日　第2刷発行	発行人　　一戸裕子
	発行所　　株式会社　羊　土　社
	〒101-0052
	東京都千代田区神田小川町2-5-1
	TEL　　03（5282）1211
	FAX　　03（5282）1212
	E-mail　eigyo@yodosha.co.jp
ⓒ YODOSHA CO., LTD. 2025	URL　　www.yodosha.co.jp/
Printed in Japan	印刷所　　日経印刷株式会社
ISBN978-4-7581-2428-7	

本書に掲載する著作物の複製権，上映権，譲渡権，公衆送信権（送信可能化権を含む）は（株）羊土社が保有します．
本書を無断で複製する行為（コピー，スキャン，デジタルデータ化など）は，著作権法上での限られた例外（「私的使用のための複製」など）を除き禁じられています．研究活動，診療を含み業務上使用する目的で上記の行為を行うことは大学，病院，企業などにおける内部的な利用であっても，私的使用には該当せず，違法です．また私的使用のためであっても，代行業者等の第三者に依頼して上記の行為を行うことは違法となります．

JCOPY ＜（社）出版者著作権管理機構 委託出版物＞
本書の無断複写は著作権法上での例外を除き禁じられています．複写される場合は，そのつど事前に，（社）出版者著作権管理機構（TEL 03-5244-5088，FAX 03-5244-5089，e-mail：info@jcopy.or.jp）の許諾を得てください．

乱丁，落丁，印刷の不具合はお取り替えいたします．小社までご連絡ください．

羊土社のオススメ書籍

それ、小児POCUSでできます！
臨床に活きる子どものエコーの上手なあて方・見かた、教えます！

竹井寛和／編

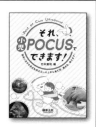

小児のコモンな疾患に対するPOCUSの適応や描出方法、ピットフォール、活用の限界などを解説！POCUSを活用すれば、小児診療ならではの悩み・難しさを克服できる！

■ 定価5,500円（本体5,000円＋税10%）　■ B5判　■ 279頁　■ ISBN 978-4-7581-2425-6

これだけ！急性腹症
診療に直結する病歴聴取・身体診察・疾患のエッセンス

小林健二／編，中野弘康／著

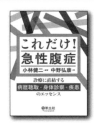

急性腹症の適切な診断・最適な治療を導くために必須の病歴聴取・身体診察のエッセンスとよくみる疾患の知識を凝縮．ほどよい文量，わかりやすい解説ではじめの1冊に最適．

■ 定価3,960円（本体3,600円＋税10%）　■ A5判　■ 184頁　■ ISBN 978-4-7581-2427-0

医師1年目からの　100倍わかる！胸部X線の読み方
解剖の基本 × 画像の見え方 × 絶対に見逃せない頻出所見まで
臨床で本当に必要な知識を放射線診断専門医が厳選してまとめました

田尻宏之，橋本 彩／著

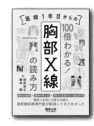

豊富な画像とシェーマから胸部X線読影の必須知識を学ぶ総論，頻出疾患・病態の見え方を学ぶ各論で，異常所見を見落とさないための読み「型」が身につく！自信を持てる！

■ 定価5,170円（本体4,700円＋税10%）　■ B5判　■ 376頁　■ ISBN 978-4-7581-2407-2

循環器内科医のための経食道心エコー
基本的な手技から術中・術前の評価までよくわかる！
治療方針の決定に役立つ実践マニュアル

出雲昌樹，泉 佑樹／編

豊富な画像と動画で，TEEの基本的な手技から疾患別の術中・術前評価の仕方，トラブルシューティングまでよくわかる！循環器診療に携わるすべての人におすすめ

■ 定価8,800円（本体8,000円＋税10%）　■ B5判　■ 287頁　■ ISBN 978-4-7581-1304-5

発行　羊土社 YODOSHA　〒101-0052 東京都千代田区神田小川町2-5-1　TEL 03(5282)1211　FAX 03(5282)1212
E-mail : eigyo@yodosha.co.jp
URL : www.yodosha.co.jp/

ご注文は最寄りの書店，または小社営業部まで

羊土社のオススメ書籍

Pythonで体感！ 医療とAI はじめの一歩

糖尿病・乳がん・残存歯のデータ、肺のX線画像を使って
機械学習・深層学習を学ぶ体験型入門書

宮野 悟／監, 中林 潤, 木下淳博, 須藤毅顕／編

医療データとPythonを使って, 機械学習や深層学習のしくみをざっくり学べる一冊.
AI時代に必要なデータリテラシーの基本が身につく. 生命科学研究者にもお勧め.

■ 定価3,960円（本体3,600円＋税10％）　■ A5判　■ 239頁　■ ISBN 978-4-7581-2418-8

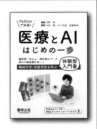

生命科学論文を書きはじめる人のための 英語鉄板ワード＆フレーズ

研究の背景から実験の解釈まで「これが書きたかった！」が見つかる
頻出重要表現600

河本 健, 石井達也／著

論文で頻用される"鉄板"表現を書きたいことから直感的に探せる表現集. 学部生・大学院生のはじめての執筆のお供にオススメです.

■ 定価4,400円（本体4,000円＋税10％）　■ A5判　■ 384頁　■ ISBN 978-4-7581-0857-7

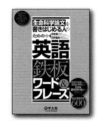

実験医学別冊
改訂　独習Pythonバイオ情報解析

生成AI時代に活きるJupyter、NumPy、pandas、Matplotlib、Scanpyの
基礎を身につけ、シングルセル、RNA-Seqデータ解析を自分の手で

先進ゲノム解析研究推進プラットフォーム／編

Pythonで行う生命情報解析の定番テキスト！ 汎用的なデータの扱い方から, 生命科学特有のシングルセル, RNA-Seq解析まで, 実装しながら基本が学べる.

■ 定価7,150円（本体6,500円＋税10％）　■ AB判　■ 446頁　■ ISBN 978-4-7581-2278-8

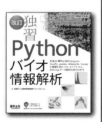

医師1年目になる君たちへ： 誰も教えてくれない些細で、 とても大切なこと

山本健人／著

「知っていればもっと楽だったのに！」と著者が痛感した, 初期研修医に必要な知識を, ワークからライフまで幅広く俯瞰的に解説. 研修医になる, なった人への道標となる1冊

■ 定価3,520円（本体3,200円＋税10％）　■ A5判　■ 286頁　■ ISBN 978-4-7581-2432-4

発行　羊土社 YODOSHA　〒101-0052 東京都千代田区神田小川町2-5-1　TEL 03(5282)1211　FAX 03(5282)1212
E-mail : eigyo@yodosha.co.jp
URL : www.yodosha.co.jp/　ご注文は最寄りの書店、または小社営業部まで